·四川大学精品立项教材·

口腔修复工艺学实验教程

KOUQIANG XIUFU GONGYIXUE SHIYAN JIAOCHENG

主 编 岳 莉

编 者（按姓氏笔画排序）

于海洋 任 薇 岳 莉 张倩倩

陈阳平 杨兴强 屈依丽 袁 泉

高姗姗 康 宁 董 博 熊 芳

U0251577

四川大学出版社

责任编辑:许　奕
责任校对:龚娇梅
封面设计:墨创文化
责任印制:王　炜

图书在版编目(CIP)数据

口腔修复工艺学实验教程 / 岳莉主编. —成都:
四川大学出版社，2017.6 (2023.2 重印)
ISBN 978－7－5690－0744－2

Ⅰ.①口… Ⅱ.①岳… Ⅲ.①口腔正畸学－实验－教
材　Ⅳ.①R783.5-33

中国版本图书馆 CIP 数据核字（2017）第 155023 号

书　名	**口腔修复工艺学实验教程**
主　编	岳　莉
出　版	四川大学出版社
地　址	成都市一环路南一段 24 号 (610065)
发　行	四川大学出版社
书　号	ISBN 978－7－5690－0744－2
印　刷	四川盛图彩色印刷有限公司
成品尺寸	185 mm×260 mm
印　张	11.5
字　数	218 千字
版　次	2017 年 8 月第 1 版
印　次	2023 年 2 月第 4 次印刷
定　价	96.00 元

◆ 读者邮购本书，请与本社发行科联系。
　电话:(028)85408408/(028)85401670/
　(028)85408023　邮政编码:610065
◆ 本社图书如有印装质量问题，请
　寄回出版社调换。
◆ 网址:http://press.scu.edu.cn

前　言

口腔修复工艺学是口腔医学的重要分支之一，是一门以满足口腔临床需求为前提，以口腔临床医学、口腔材料学、口腔生物力学、心理学、解剖生理学和精密铸造与加工、模具、材料成型技术、色彩学和雕塑学等为基础，研究各类口腔修复体的设计、加工、制作和修补等工艺过程的科学。作为一门以手工操作为主的工艺技术学科，动手能力的培养对本专业的教学尤为重要。因此，在专业课程的设置中，实验课的比例相当大，与理论课的课时比达到了4∶1。本专业实验教程教材的建设，对学生专业技能的培养起到举足轻重的作用。四川大学华西口腔医学院修复工艺教研室成立于2004年，2005年开始全国首招修复工艺本科生，是全国唯一具有修复工艺本科—硕士—博士完整培养体系的院系。2013年，根据教育部统一招生目录，口腔修复工艺学更名为口腔医学技术。目前，全国已有十多所本科院校及一百多所专科学校设置了口腔修复工艺学（口腔医学技术）专业，规范化与系统化的学生实践技能培训教材的建设成为当务之急。据此，教研室组织专业课主讲和带习教师，根据口腔修复工艺学的专业特点，结合以往的教学实践经验和专业图书资料，编写了这本《口腔修复工艺学实验教程》，作为口腔修复工艺学专业本科生、专科生的实验课指导，借此为我国修复工艺学的发展略尽绵薄之力。

《口腔修复工艺学实验教程》的主要内容包含了口腔修复工艺学专业的核心实验课程内容，包括固定义齿修复工艺学、可摘局部义齿工艺学、全口义齿修复工艺学和活动矫治器工艺学。本教程对每一实验都设置了实验课时数，以方便实验带教老师制订实验计划和课程安排。其中，固定义齿修复工艺学、可摘局部义齿工艺学、全口义齿修复工艺学的实验课时数为128学时，活动矫治器工艺学的实验课时数为32学时。在本实验教程的第一章，特开设了修复工艺学的创意实验，其目的是使学生在进入专业课实验前，对本专业的实验器材、工具、操作手法等能有初步了解，并激发学生对本专业实验的兴趣及激发学生的创新思维。

在固定义齿修复工艺学的实验课程中，特别增加了CAD/CAM在固定义齿中的应用实验，使学生在掌握传统义齿制作工艺的同时，对义齿制作的前沿方向能有更多的了解。

在本实验教程编写完成之际，衷心感谢于海洋教授，他作为我院口腔修复工艺学教研室的第一任主任，为本专业的发展殚精竭虑，他所取得的成就为我们后任者树立了标杆。

同时我也要衷心感谢我院修复学系、口腔医学技术教研室的全体师生及口腔教学办公室的大力支持！正是你们的精诚团结与永不言败，才使口腔修复工艺学（口腔医学技术）这个新兴的专业充满希望。

由于时间和水平的限制，教程中难免挂一漏万，请同行批评指正。

岳莉

2017年3月

目　录

第三章 可摘局部义齿实验

第四章　全口义齿实验

第五章　活动矫治器实验

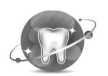

第一章
实验前技能训练

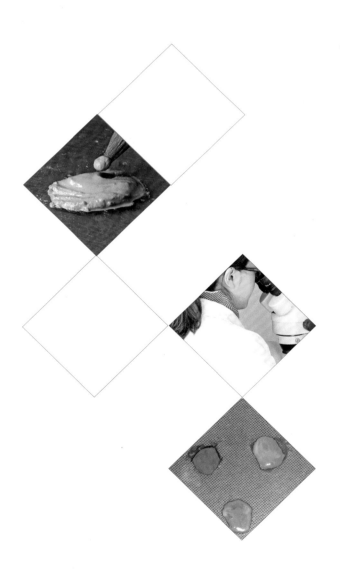

第一节　固定义齿技能训练

实验一　模拟瓷粉堆塑训练

（4学时）

○ 目的要求

1. 熟悉瓷粉的特性及瓷粉构筑器械的操作。
2. 掌握填刀法、笔积法的堆塑技巧。
3. 掌握瓷层分层构筑的操作方法和技巧。
4. 掌握填压瓷泥、吸水的方法。

○ 实验用品

240目刚玉粉（瓷粉替代物）、各色水粉画颜料、塑瓷工具（塑瓷笔、调拌刀、回切刀、雕刻刀）、玻璃板（玻板）、水杯、洁净毛巾、纸巾、吸水海绵等。

○ 方法和步骤

1. 调拌训练。

取一定量刚玉粉和一色颜料（图1-1），加入干净水，用调拌刀在玻板上调拌，直至颜料与刚玉粉混合均匀，形成容易塑型的湿砂状粉浆（瓷泥替代物）（图1-2）。调拌均匀后，用小锤轻敲玻板以排出气泡（图1-3），并将析出的多余水分用纸巾吸去（图1-4），调拌完成备用（图1-5），继续分别调拌出五种颜色的刚玉粉浆（瓷泥替代物）（图1-6）。

2. 调刀法堆塑训练。

此法最适用于牙本质瓷的堆塑，因为牙本质瓷通常只有一种颜色，可以大量堆塑。

训练方法：用调拌刀或雕刀一次获取较多瓷泥（图1-7），填压在干净玻板上，逐渐堆塑成直径约10 mm、高约2 mm的圆柱体，边堆塑边用小锤轻敲玻板，并用纸巾从一侧吸去多余水分，使瓷泥聚集紧密并排除气泡（图1-8）。当直径约10 mm、高约2 mm的圆柱形瓷体形成后，再用同色瓷泥在其上添加，形成同样大小的圆柱体，一层一层加高，始终保持圆柱体不坍塌、变形，直至圆柱体的高度达到约10 mm（图1-9）。

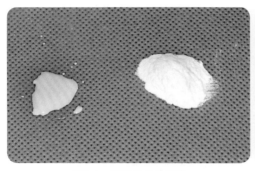

图1-1　取刚玉粉及颜料

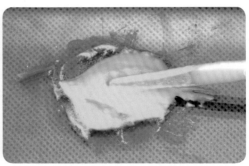

图1-2　加水混合调拌

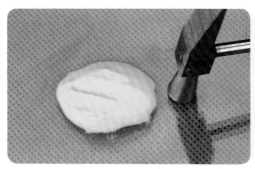

图1-3　轻轻振荡

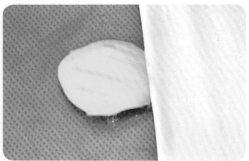

图1-4　从一侧吸水

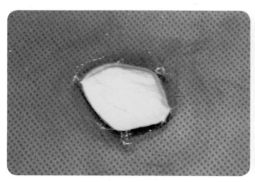

图1-5　调拌完成

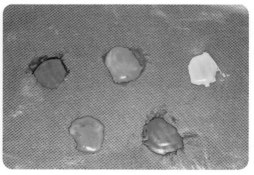

图1-6　调拌各色刚玉粉

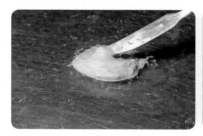

图1-7　调刀取瓷泥

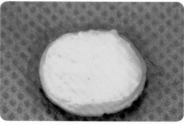

图1-8　逐层堆塑

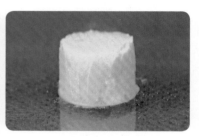

图1-9　堆塑圆柱体

3. 笔积法堆塑训练。

训练使用不同型号塑瓷毛笔的堆塑技巧。首先用4号或6号塑瓷毛笔获取瓷泥（图1-10），层层添加，堆塑形成如上法的圆柱体（图1-11）。在塑瓷毛笔添加瓷泥的过程中，可以轻轻抖动笔杆，一边填压瓷泥，一边振动，从而使瓷粉颗粒下沉，水分和气体渗出，再用洁净的纸巾将水分吸去（毛笔填压法）；或者用填压槌轻轻敲击玻板，通过此操作使过多的水分渗到瓷泥表面来，然后使用纸巾进行吸水操作（振动法）；当瓷泥过干，有气泡不易排出时，可以先用毛笔加少量的水分，使瓷粉颗粒向下运动，从而排除气泡，达到填压瓷泥的目的（加水沉淀法）。堆塑过程中应始终保持圆柱体不坍塌、变形，直至圆柱体的高度达到10 mm左右（图1-12）。然后换用2号塑瓷毛笔获取瓷泥，在圆柱体顶部堆塑2个直径约4 mm、高约2 mm的圆锥体（图1-13）。

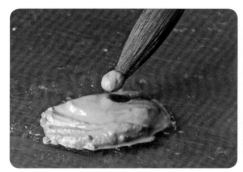

图1-10 瓷笔取瓷泥

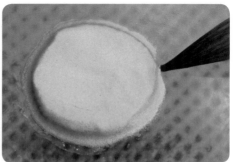

图1-11 堆塑形成合适外形

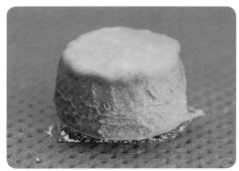

图1-12 堆塑形成圆柱体

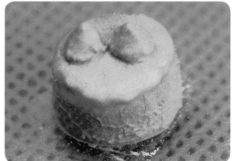

图1-13 堆塑形成圆锥体

4. 分层构筑训练。

先用4号或6号塑瓷毛笔获取一色瓷泥，填压在干净玻板上，逐渐堆塑成直径约10 mm、高约2 mm的圆柱体。然后获取另一色瓷泥，添加在圆柱体顶面，形成同等大小的圆柱体第二层，层层添加、堆塑，共形成五层不同颜色的圆柱体。填压瓷泥、吸水操作可选择毛笔填压法、振动法、加水沉淀法等。在添加、堆塑瓷泥的过程中，尽量保持圆柱体不坍塌、变形，并保证各层颜色不混杂（图1-14）。

5. 断面检查瓷层是否混杂、移位。

分层构筑完成后，再次轻振玻板，用纸巾吸去多余的水分，待多色圆柱体较干燥后，用回切刀沿圆柱体顶向底垂直纵切，检查纵切断面各色瓷层是否混杂、移位（图1-15）。

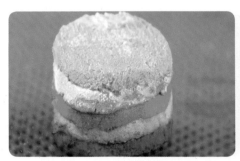 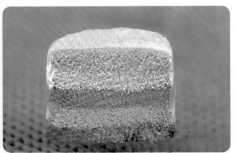

图1-14　各色瓷泥分层堆塑　　　　　　　　图1-15　纵切检查断面瓷层情况

注意事项

1. 瓷泥调拌应均匀，堆塑过程中如瓷泥变干燥，应加水再次调拌。

2. 瓷层堆塑时振动、吸水操作应适度，否则易导致瓷层变形、坍塌。

3. 堆瓷时，塑瓷笔或刀填压力量应适度，保证瓷层填压密实又不致瓷层变形、坍塌、混杂。

4. 堆塑应熟练无误，以免操作时间过长，瓷层混杂而影响色泽。

5. 堆塑时，毛笔应保持干净与湿润，并保证有稳定的笔锋，以便于涂瓷工作。

6. 每次添加瓷泥时，应保证已涂布的瓷面湿润，以免瓷层间产生气泡。

思考题

1. 比较调刀法、笔积法的优缺点。

2. 填压瓷泥、吸水的方法有哪些？

实验二　比色训练

（4学时）

目的要求

1. 掌握牙色分辨力的训练方法。
2. 熟悉各种常用的比色板。
3. 了解天然牙的颜色范围和分布规律。

实验用品

VITA Classical比色板、VITA 3D-Master 比色板、Shofu Vintage Halo 比色板、Shofu Vintage NCC 比色板、3D比色仪、比色记录纸。

方法和步骤

1. 辨识比色板。

（1）带习老师介绍各种比色板的颜色分布、比色方法。以VITA Classical比色板（图1-16）为例。VITA比色板将牙色分为4个色调，A为红棕色，B为红黄色，C为灰色，D为红灰色。每一色调中又按照明度和彩度分为3~5个梯度，共有16个色标。

VITA 3D-Master比色板（图1-17）以色彩学原理为基础，以经典的孟塞尔（Munsell）色标系统为比色依据，将牙冠颜色坐标立体空间按明度、色调和饱和度等距离划分。在实际使用时，该比色板标示为"数字+字母+数字"，第一个数字表示明度，字母表示色调，第二个数字表示饱和度。先从五组中选择最接近的明度，组1最亮，然后从中选择最接近的饱和度，数值1最淡，最后选出最相近的色调，R偏红，L偏黄，M在R和L之间。

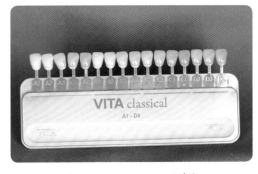

图1-16　VITA Classical比色板

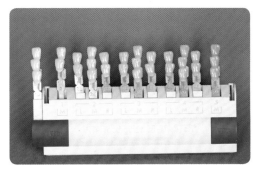

图1-17　VITA 3D-Master 比色板

（2）将VITA Classical比色板的比色片取下，遮盖色标（图1-18），打乱次序后由同学重新排列（图1-19）。同样完成VITA 3D-Master 比色板、Shofu Vintage Halo 比色板、Shofu Vintage NCC 比色板的比色片的排列训练。

（3）两个同学一组，由一位同学随机抽取一个比色片，另一位同学辨识比色片的色标。

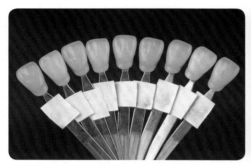

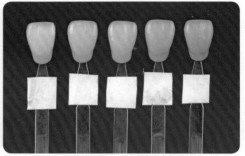

图1-18　遮盖色标　　　　　　　　　图1-19　比色板排序训练

2．辨识天然牙色。

（1）同学们互相观察中切牙的颜色，并按VITA 3D-Master比色板的色标系列进行记录，要求每位同学观察至少10例中切牙。

（2）利用VITA 3D-Master 比色板，每位同学对上一步骤观察过的中切牙再次比色，并将结果记录在另一张记录纸上。

（3）将两次的结果进行比较，分析辨色的成功率。

（4）将不同学生对同一中切牙的比色结果进行比较，将分歧较大的中切牙挑选出来，由带习教师带领学生一起分析颜色。

3．比色仪比色。

比色仪确定了一种全新的比色概念，不受比色者技巧、经验及外界环境的影响，量化彩度、明度、色相（色调），将颜色以数字的形式表达并记录下来。能分辨出208种颜色，避免视觉误差，准确性高，使用方便。

在完成肉眼比色后可使用电子比色仪再次测量刚才所比色的天然牙，比较比色仪与肉眼比色的结果是否一致。

注意事项

1．比色时要在自然光线下选色，减少灯光色的干扰，光线不能过强或过暗。

2．被比色牙与选色者之间的距离为25～30 cm，视线平行（观察者的眼睛与被观察者的牙齿）。

3．快速扫描，凝视时间不宜超过5 s，以第一眼的感觉为最佳。

4．被选色牙及比色板最好保持湿润。

思考题

1. 你认为哪种比色板使用最方便？请说明原因。

2. 目前临床通常采取的模式是医生比色后将比色片色标写在设计单上，交给技师制作，但由天然牙颜色复杂等情况导致的颜色偏差时有出现。请设想一下，如何在医生和技师之间更有效地传递颜色信息。

实验三　DIY创意蜡型制作和包埋铸造

（4学时）

目的要求

1. 掌握大蜡刀、小蜡刀、滴蜡棒、酒精灯、喷灯的使用方法。

2. 掌握对红蜡片、嵌体蜡、铸道蜡的蜡温控制、蜡量控制。

3. 熟悉红蜡片、嵌体蜡、铸道蜡的性能特点。

4. 完成一个蜡重在0.5~0.8 g的立体小物件。

实验用品

电蜡刀、真空搅拌机、熔蜡器、大蜡刀、小蜡刀、滴蜡棒、酒精灯、喷灯、雕刀、红蜡片、嵌体蜡、铸道蜡、直尺、蜡卡尺、探针、包埋材料等。

方法和步骤

1. 构思一个蜡型。

2. 运用手中的工具通过加蜡或减蜡制作。

3. 完成后插铸道包埋，用金属将其铸造完成。

4. 打磨、抛光。

注意事项

1. 使用酒精灯加热蜡刀时，注意蜡刀温度的控制。

2. 蜡刀不能长时间置于酒精灯上加热，否则蜡刀过烫，易致手部烫伤。

3. 用蜡刀取蜡时注意控制蜡量、蜡温，避免取蜡过多、蜡温过高，否则易造成蜡液的流布，铺散到不需要上蜡的表面。

4. 使用蜡卡尺测量蜡片厚度时动作要轻柔，避免用力过大导致蜡片变形。

思考题

如何在保留蜡型表面细节的情况下将蜡型做得更光滑？

实验四 显微镜在固定义齿制作中的应用

（4学时）

目的要求

1. 掌握数码体视显微镜的使用方法。
2. 掌握在数码体视显微镜下观察并测量头发直径的方法。
3. 使用数码体式显微镜识别微型文字并记录。
4. 使用数码体式显微镜检测固定义齿边缘的密合性。

实验用品

数码体视显微镜一套（含数码体视显微镜、电子目镜、配套电脑）、头发丝（自备）、微型文字（如一百元人民币）、固定义齿一副。

方法和步骤

1. 显微镜下观察并测量头发直径。

（1）打开数码体视显微镜的电源开关与LED照明灯开关。

（2）将头发丝拉直，使用载物台压片将发丝固定在载物台上，使发丝通过载物台中心。

（3）调整坐姿，眼睛靠近目镜，双手旋转目镜调节转臂以调整目镜瞳距，以没有重影为宜。

（4）双手旋转数码体视显微镜的调焦旋钮，进行对焦，以获取清晰的发丝图像（图1-20）。

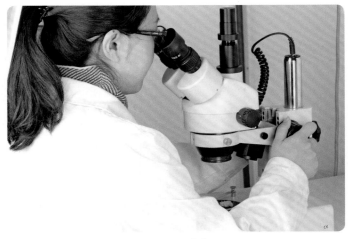

图1-20 调整焦距

（5）旋转LED照明灯旋钮，调整照明灯的强弱，获得正确的曝光度。

（6）旋转放大倍率旋钮，获得40倍放大率的图像，并再次对调焦旋钮以及LED照明灯进行微调，获得清晰放大40倍的发丝图像。

（7）将数码体视显微镜的电子目镜数据线连接到电脑并将切换拉杆向外拉出，使电子目镜获得图像。

（8）在电脑上打开软件并选择电子目镜，使电脑同步显示显微图像。

（9）再次旋转调焦旋钮进行调焦以及LED照明灯旋钮进行光线调整，使电脑上的图像清晰并获取正确的曝光度。

（10）选择菜单测量线段，在测量头发丝的两侧分别点击一次，以获得头发丝宽度数据并记录。

（11）多次测量不同位置的头发宽度，取平均数以获得头发的直径。

2．显微镜下识别微型文字。

（1）将一百元纸币有微型文字的部分放于数码体视显微镜的中间，再如上所述对焦并调整照明灯的强度。

（2）旋转放大倍率旋钮，直到电脑屏幕上能够清晰辨识微型文字为止，并记录微型文字的内容。

3．显微镜下检测固定义齿边缘的密合性。

（1）将固定义齿放在代型上，肉眼观测其边缘的密合性（图1-21）。

（2）将模型放在数码体视显微镜下，进行对焦并调整照明灯的强度，旋转模型，检测义齿边缘的密合性（图1-22）。

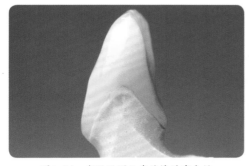

图1-21 肉眼观测义齿边缘的密合性

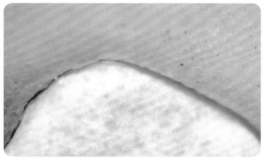

图1-22 数码体视显微镜下观测义齿边缘的密合性

注意事项

1．放大倍率改变后，需要再次对焦。

2．放大倍率越大，视野越小，所需要的照明亮度越高。

3．不同人使用前，需要调整瞳距。

思考题

1. 为什么我们需要推广使用显微制作技术?
2. 你认为显微制作技术还需要在哪些方面进行改进?
3. 试述固定义齿边缘密合性的重要性。

第二节 可摘局部义齿技能训练

实验一 蜡的性能训练

（4学时）

○ 目的要求

1. 掌握大蜡刀、小蜡刀、滴蜡棒、酒精灯、喷灯的使用方法。
2. 掌握对红蜡片、嵌体蜡的蜡温控制、蜡量控制。
3. 熟悉红蜡片、嵌体蜡的性能特点。

○ 实验用品

大蜡刀、小蜡刀、滴蜡棒、酒精喷灯、雕刀、红蜡片、嵌体蜡、直尺、蜡卡尺。

○ 方法和步骤

1. 滴蜡训练。

滴蜡训练如图1-23所示。

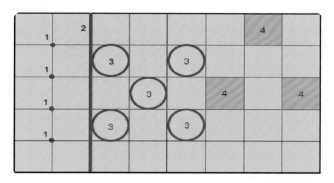

图1-23 滴蜡训练
注：1，蜡锥训练；2，滴直线训练；3，滴曲线训练；4，滴平面训练。

（1）画线训练。取一张红蜡片，用直尺和雕刀将其表面轻轻刻画出15 mm×15 mm的方格（图1-24）。

（2）滴蜡锥训练。使用小蜡刀和嵌体蜡，在红蜡片网格交叉处滴蜡锥，要求蜡锥底部直径不超过2 mm，圆心位于十字交叉处，高度分别为1.5 mm、2.0 mm、2.5 mm（图1-25）。

（3）滴直线训练。使用小蜡刀和嵌体蜡，沿红蜡片上的直线刻痕滴蜡成直线，要求滴出的蜡线平直、顺滑，宽度为2 mm（图1-26 ）。

（4）滴曲线训练。在红蜡片上的方格内，用小蜡刀和嵌体蜡滴出一个直径15 mm的圆圈。要求蜡圆圈尽可能规整、圆滑，边缘不超过方格（图1-27 ）。

（5）滴平面训练。使用大蜡刀和红蜡，以一个方格为边界，滴出一个底面为15 mm×15 mm、1 mm高的立体蜡块，要求蜡块边缘平直，不超过方格线，表面平滑，厚度均匀（图1-28 ）。

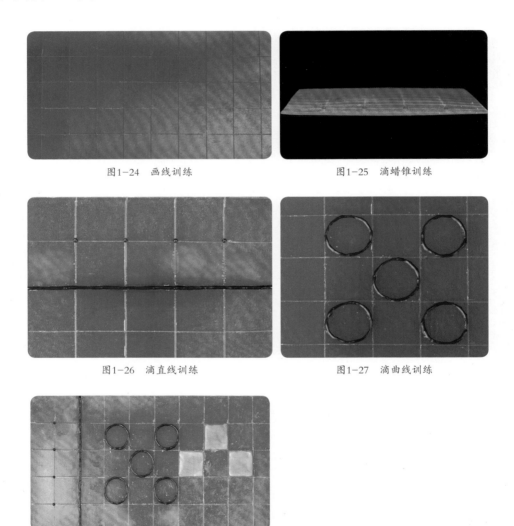

图1-24　画线训练　　　　　　　　　　图1-25　滴蜡锥训练

图1-26　滴直线训练　　　　　　　　　图1-27　滴曲线训练

图1-28　滴平面训练

2. 蜡材性能体验。

（1）取一张红蜡片，用雕刀在其表面画线，将蜡片分成均匀的4份，沿画线处将蜡片掰开，要求断面平直、整齐。

（2）用蜡卡尺测量蜡片厚度，一般为1.3 mm。然后将两块蜡片烤软，叠加在一起，要求两块蜡片贴合紧密、无缝隙，同时蜡片平整、无弯曲变形。用蜡卡尺测量厚度，要求叠加后的蜡片厚度为（2.6±0.2）mm（图1-29）。

（3）将一片蜡片烤软，压贴在上颌模型的腭顶部，要求蜡片与模型贴合。冷却后取下蜡片，用蜡卡尺测量多点的厚度并记录，分析蜡片厚度变化最大的区域（图1-30）。

（4）在蜡片表面用雕刀刻画"十"字，深度在0.5 mm左右，用酒精喷灯吹光，直至"十"字消失。要求吹光后蜡片表面平整，同时观察吹光过程中蜡的流动性和走向，用蜡卡尺测量厚度变化并记录（图1-31）。

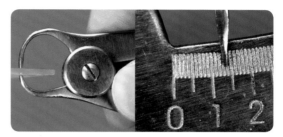

图1-29 蜡卡尺测量

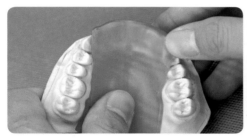

图1-30 压蜡片

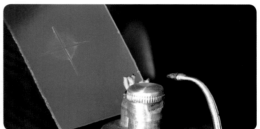

图1-31 吹光

注意事项

1. 使用酒精灯加热蜡刀时，注意控制蜡刀温度。

2. 蜡刀不能长时间置于酒精灯上加热，否则蜡刀过烫，易导致手部烫伤。

3. 用蜡刀取蜡时注意控制蜡量、蜡温，避免取蜡过多、蜡温过高，否则易造成蜡液的流布，铺散到不需要滴蜡的表面。

4. 使用蜡卡尺测量厚度时动作要轻柔，避免用力过大导致蜡片变形。

思考题

1. 为什么在分割蜡片时要用刀切割或画线后再掰开，而不能直接用手撕开蜡片？

2. 将蜡片压贴至模型上腭部后，厚度变化最大的是哪些区域？如何减少蜡片在压贴过程中的厚度变化？

实验二　钢丝弯曲技能培训

（4学时）

目的要求

1. 掌握各种技工钳的使用方法。
2. 掌握钢丝弯制的操作方法和技巧。

实验用品

21#不锈钢丝、切断钳、长臂钳、日月钳、红蓝铅笔、弯制形状图、微型打磨机、打磨磨头。

方法和步骤

1. 简单平面形状弯制训练。

练习不同技工钳的使用方法，对钢丝的可塑性有一个初步认识。首先使用切断钳剪取一定长度的21#不锈钢丝，切断钢丝时用手握住钢丝两端，避免切断的钢丝飞出。将钢丝两头使用微型打磨机磨圆钝。按照给定的图形形状，用红蓝铅笔标记弯制点进行弯制。要求弯制钢丝的形状能与给定形状重合在同一平面上。

（1）简单平面曲弯制训练：练习对钢丝弯制弧度的控制。这组图形由直线和相同弧度的弧形组成（图1-32）。弯制时，选用21#不锈钢丝。首先将钢丝捋直，目测所弯制的弧形大小，右手握长臂钳夹紧钢丝的圆钝端，左手执钢丝，中指、无名指、小指固定住钢丝，示指（食指）顶在钳喙上作为支点，拇指压住钢丝，两手同时向外旋转用力，迫使钢丝形

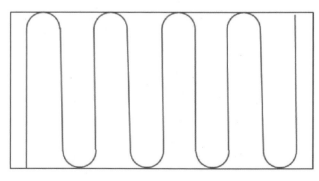

图1-32　简单平面曲弯制

成所需要的弧形（图1-33），形成弧形后，与对应形状图比试、调整（图1-34）。在弯制弧形之前，先用红蓝铅笔描记弯制点，弯制时适当预留钢丝的厚度，在记号稍下方打弯（不同粗细的钢丝根据其直径来定，如21#不锈钢丝为约0.9 mm处），使弯制弧度与给定弧度一致。初学时难度大，可将图形分解弯制（图1-35）。

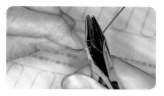

图1-33 弯制弧形

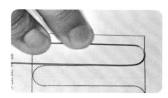

图1-34 比试

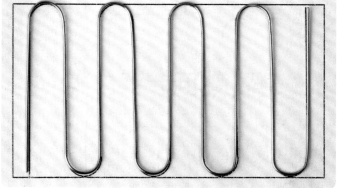

图1-35 简单平面弯制结果

（2）复杂平面曲弯制训练：练习不同弧度的钢丝弯制。这组图形由直线和不同弧度的弧形组成（图1-36）。弯制时，需要选用合适的技工钳，如长臂钳、日月钳等，调整手部用力的大小，得到不同的弧形。同样，可将图形分解弯制（图1-37）。

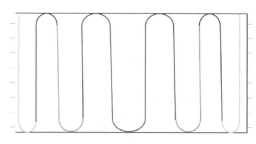

图1-36 复杂平面曲弯制

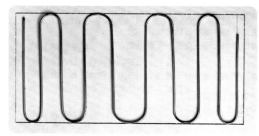

图1-37 复杂平面曲弯制结果

2. 复杂图形弯制训练。

此训练主要练习不规则形状的钢丝弯制。此组形状图由六个不规则图形组成（图1-38），选用21#不锈钢丝，每人可任选两个图形弯制。由于形状不规则，学生可以根据形状需要，灵活选用各种技工钳，掌握确定标记点位置和估计钢丝直径的技巧，完成图形的弯制（图1-39）。

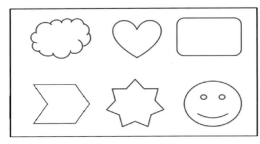
图1-38 复杂图形

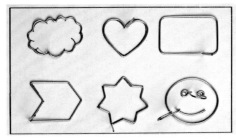
图1-39 复杂图形弯制结果

✂ 注意事项

1. 切断钢丝时用手握住钢丝两端，以免切断的钢丝飞出。弯制前先将钢丝两头打磨圆钝。

2. 应避免在同一点反复弯折钢丝，夹持要稳，防止打滑，减少钳痕。避免尖锐的弯曲，以防止应力集中。

3. 前一形状弯制完成后再进行后一形状的弯制。

4. 操作一定要有支点，动作要轻，勤比试。

5. 转弯记号一定要准确，钳夹位置一定要得当。

🔍 思考题

1. 弯制时过多的钳痕会造成什么危害?

2. 试述转弯点的弯制步骤和注意事项。

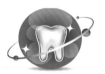

第二章

固定义齿实验

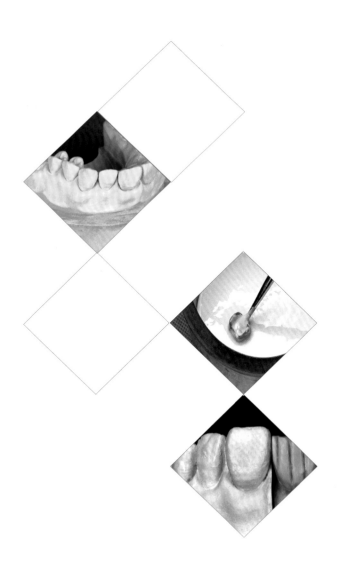

第一节 活动代型制作技术

实验一 单冠代型的制作

(8学时)

○ 目的要求

1. 了解活动代型的临床意义。
2. 掌握双钉活动代型的制作方法。
3. 完成1个前牙单冠、2个后牙单冠代型，为后续实验做准备。

○ 实验用品

模型、模型修整机、石膏配比机、真空包埋机、舌侧打磨机、代型种钉机、振荡器、技工打磨机、放大镜、石膏调拌碗及调拌刀、底座硅胶盒、代型锯、手术刀、酒精灯、天平、量筒、球钻、代型钉、气枪、502胶水、蜡片、火柴、分离剂（稀释肥皂水）、颈缘线笔、颈缘保护剂、隙料、超硬石膏、红蓝铅笔等。

○ 方法和步骤

1. 修整模型。

用模型修整机将模型底部修平，龈缘以下石膏基底的高度要求在（10±1）mm，唇侧修整为光滑的弧形。上颌模型的腭顶区、下颌模型的舌体区用舌侧打磨机磨除，使其呈马蹄形（图2-1）。

2. 预备代型钉安置孔。

尽量将代型钉安置孔设计在基牙颊舌向及近远中向的中央位置，用代型种钉机打两个孔。可以根据代型种钉机的激光点指引，用铅笔在工作模牙齿的𬌗面标记出代型钉孔的位置（图2-2），孔的深度应以能将代型钉的基台部及本部容纳为准。代型钉的下部固定于石膏模型底座内，可以随意取出和插入。用气枪吹除孔内石膏粉（图2-3）。

3. 安置代型钉。

用502胶水将固位钉粘固于孔内，表面无多余胶水。钉与模型底面垂直，钉与钉之间相互平行，钉的基台部应正好与模型底面平齐（图2-4）。可在代型钉末端加小蜡球，以方便代型钉的暴露。

4. 涂布分离剂。

浸湿模型，在模型底座面涂布分离剂，便于代型与底座的分离（图2-5）。

5．灌注底座。

在石膏配比机上取适量石膏，经真空搅拌机调拌均匀，在振荡器上将模型底座灌满，工作模底面的代型钉之间添加部分石膏包围代型钉基台部（图2-6），防止模型放入底座时产生气泡。在石膏未固化前将模型放入底座硅胶盒。模型中线与模型底座中线对准，模型𬌗平面与底座平行（图2-7）。

6．脱模。

将多余石膏刮干净，充分暴露模型，模型与底座的分界线要清晰可见（图2-8）。待石膏硬固后，从底座硅胶盒中脱出模型（图2-9）。

7．分割模型。

可用铅笔画出分割标记线。分割线应略向基牙中心聚合，如邻牙也要拆卸，分割线应相互平行。然后用代型锯沿标记线分割模型，切至两种石膏交界下1 mm左右，注意勿伤及基牙及邻牙。从模型底部推代型钉末端，使基牙与代型钉一同脱出（图2-10）。

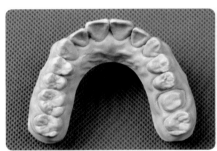

图2-1　修整模型

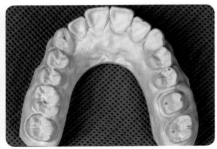

图2-2　标记激光点位置

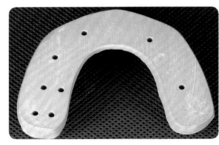

图2-3　代型钉安置孔

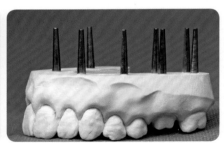

图2-4　安置代型钉

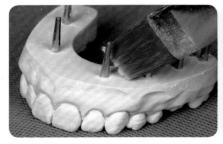

图2-5　涂布分离剂

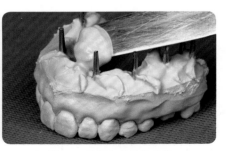

图2-6　代型钉间放置石膏

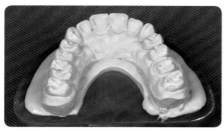
图2-7 灌注底座

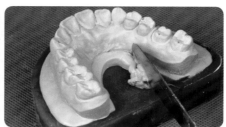
图2-8 去除多余石膏

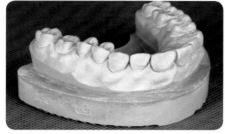
图2-9 形成底座

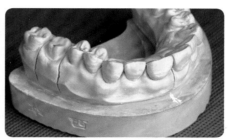
图2-10 分割模型

8. 修整代型并标记边缘。

先用磨头磨除预备体边缘外1 mm的一圈石膏，再调慢转速磨除边缘外0.3～0.5 mm的石膏，最后用手术刀修出预备体的边缘。边缘以下形成略缩窄的形状，用专用颈缘线笔标记出边缘线（图2-11）。

9. 涂布强化剂。

在颈缘线涂布模型强化剂以保护颈缘（图2-12）。

10. 在制备牙体表面涂布代型隙料。

一般涂布两层，厚度为20～40 μm。距离代型边缘线0.5～1 mm范围区域（图2-13）。

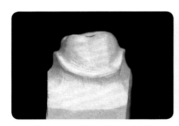
图2-11 修整颈缘并标记

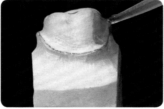
图2-12 涂布强化剂

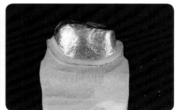
图2-13 隙料涂布完成

附：单钉代型技术

1. 灌注工作模型，修整成马蹄形，模型底面必须修整为一平滑面，底座距预备体龈缘的高度大约为10 mm。

2. 在工作模牙齿的拾面标记出代型钉孔的位置。要注意保证唇侧和舌侧钉洞之间有足够的间距。

3. 用激光代型打孔机按预定位置在模型底面钻孔（图2-14）。

4. 用打磨钻在模型底部孔周围预备与牙弓走向一致的固位沟，可同时在代型安置孔周围预备与牙弓垂直的固位沟。注意固位沟不能有倒凹，便于与底座石膏分离（图2-15）。

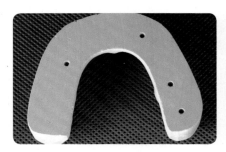
图2-14 单钉打孔

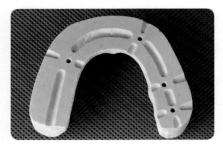
图2-15 预备固位沟

5. 粘接代型钉，在工作模底面涂分离剂，将工作模在底座硅胶盒里试就位。

6. 在底座硅胶盒内加石膏，并将模型平放入模型底座，注意在代型钉周围及固位沟内填满石膏。石膏固化前用调拌刀刮除多余石膏，暴露模型和底座分界线。

7. 石膏底座固化后，从底座硅胶盒中脱出工作模，可见模型与底座分界线清楚（图2-16）。

8. 分割代型，标记颈缘边缘，按常规修整。

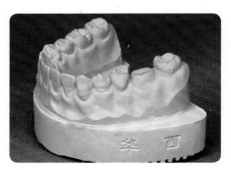
图2-16 脱出工作模

注意事项

1. 模型修整时，模型从牙体颈缘至模型底部的厚度不得少于10 mm。
2. 分割时切忌伤及基牙边缘肩台，并避免伤及基牙和邻牙。
3. 代型边缘修整对牙冠的适合性起到关键性作用，须极为慎重。
4. 代型应制作抗旋转的固位结构或采用双钉以消除旋转现象。
5. 灌注底座的材料最好选用坚硬且细颗粒者，如人造石等，防止模型折断或破损。

思考题

1. 何谓代型？代型制作的基本要求是什么？
2. 使用代型种钉机制作代型的基本步骤是什么？

实验二　三单位固定桥代型的制作

（8学时）

目的要求

1. 掌握制作桥体活动代型的方法。
2. 完成1个后牙桥代型、2个前牙桥代型，为后续实验做准备。

实验用品

模型、石膏配比机、真空包埋机、模型修整机、技工打磨机、球钻、振荡器、底座硅胶盒、代型钉、代型种钉机、放大镜、气枪、502胶水、蜡片、酒精灯、火柴、石膏调拌碗及调拌刀、分离剂、代型锯、石膏打磨磨头、手术刀、铅笔等。

方法和步骤

1. 修整模型。

将底部修平，龈缘以下石膏基底的高度要求在（10±0.2）mm（图2-17）。

2. 预备代型钉安置孔。

先在两个基牙下方、桥体底部及邻牙的模型底部用代型种钉机打孔，可预先标记激光打孔的位置（图2-18），尽量设计在基牙、牙弓颊舌向及近远中向的中央位置。用气枪吹除孔内石膏粉（图2-19）。

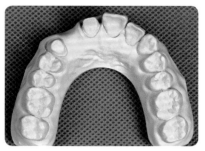

图2-17　修整模型

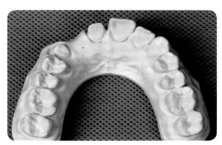

图2-18　标记激光点位置

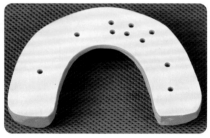

图2-19　模型打孔

3. 安置代型钉。

用502胶水（或有色石膏）将固位钉粘固于孔内，无多余胶水溢出。固位钉与模型底面垂直，固位钉与固位钉之间相互平行，固位钉的基台部应正好与模型底面平齐（图2-20）。

4. 涂布分离剂。

浸湿模型，在模型底座面涂布分离剂，便于模型与底座分离（图2-21）。

5. 灌注底座。

在石膏配比机上取适量石膏，经真空搅拌机调拌均匀，在振荡器上将底座硅胶盒灌满，工作模底面代型钉之间添加部分石膏，在石膏未固化前将模型放入底座硅胶盒。模型中线与模型底座中线对准，模型猞平面与底座平行（图2-22）。

6. 脱模。

用石膏刀去掉多余石膏，充分暴露模型，模型与底座的分界线要清晰可见。待石膏硬固后，从底座硅胶盒中取出模型（脱模）（图2-23）。

7. 分割模型。

先用铅笔画出分割标记线，唇颊侧分割线相互平行，腭侧分割线向圆心聚合。用代型锯沿标记线分割至两种石膏交界下1 mm左右，切勿伤及基牙及邻牙，尽量保持缺牙区龈乳头的形态。从模型底部推代型钉末端，使基牙同代型钉一同脱出（图2-24）。

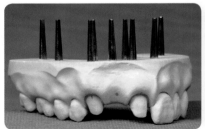
图2-20 安置代型钉

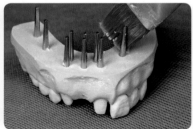
图2-21 涂布分离剂

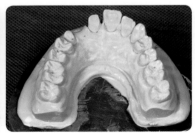
图2-22 灌注底座

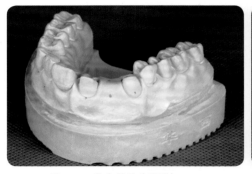
图2-23 取出模型（脱模）

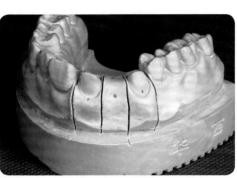
图2-24 分割模型

8. 在放大镜下修整代型及标记边缘。

修整的时候注意切勿伤及颈缘肩台（图2-25），用颈缘线笔标记出边缘的位置（图2-26）。

9. 涂布强化剂和涂布隙料。

在颈缘线涂布模型强化剂以保护颈缘（图2-27）。在制备牙体表面涂布代型隙料，一般涂布两层，肩台及距离颈缘线0.5~1 mm的区域不涂（图2-28）。

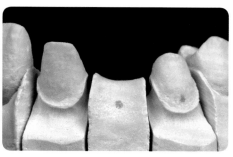

图2-25 修整边缘

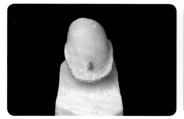

图2-26 标记边缘

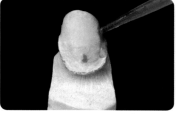

图2-27 滴强化剂

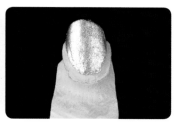

图2-28 涂布隙料

注意事项

1. 调拌石膏应先水后粉，不能在调拌过程中加水或加粉。
2. 分割时切忌伤及基牙边缘肩台，并避免伤及基牙和邻牙。

思考题

为什么代型边缘修整对牙冠的适合性非常关键？

第二节 金属铸造全冠的制作

实验一 金属全冠的蜡型制作和包埋

（4学时）

○ 目的要求

1. 掌握全冠蜡型制作的方法和要求。
2. 了解固定修复用不同蜡材的性能差别。
3. 熟悉包埋法及包埋中的注意事项。

○ 实验用品

工作模型、浸蜡器、电蜡刀、振荡器、真空搅拌器、放大镜、基底蜡、嵌体蜡、颈缘蜡、蜡刀、雕刀、小玻板、气枪、蜡型分离剂、铸道座、硅胶铸圈、蜡型减张剂、包埋材料、毛笔、手术刀等。

○ 方法和步骤

1. 金属全冠的蜡型制作。

（1）涂布分离剂。在整个代型包括颈缘线以下的部分都薄薄地涂布一层分离剂，邻牙及对颌牙也一并涂布（图2-29）。

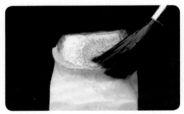

图2-29 涂布分离剂

（2）采用滴蜡法或浸蜡法，先用基底蜡形成0.3~0.5 mm的内层。若用浸蜡法，浸入时候快速旋转直到全部浸过颈缘线，再慢慢匀速取出，完全取出的时候稍作停顿（图2-30）。

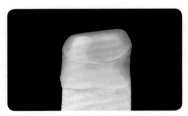

图2-30 蜡型内层的形成

（3）采用嵌体蜡从颊侧功能尖开始堆成蜡锥，形成牙尖（图2-31），然后进行舌侧非功能尖牙尖的堆塑，注意核对咬合（图2-32）。

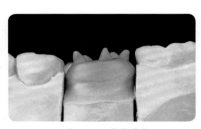

图2-31 堆塑牙尖

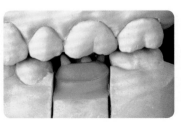

图2-32 核对咬合

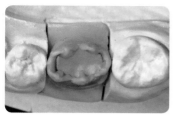

图2-33 堆塑殆面边缘嵴

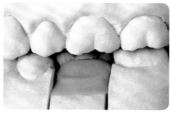

图2-34 核对咬合

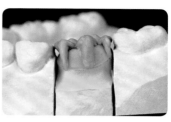

图2-35 颊轴嵴形成

（4）完成殆面边缘嵴的堆塑（图2-33），注意核对咬合（图2-34）。

（5）完成颊轴嵴（图2-35）、舌轴嵴，然后形成轴面和邻面，以恢复与邻牙协调的外形突度和邻接关系（图2-36）。

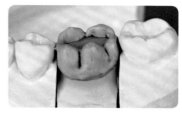

图2-36 轴面形成

（6）堆塑殆面形态：与对颌模型做正中咬合以指导殆面形态的雕刻和修整，形成殆面轴嵴（图2-37），同时应参照同名牙的解剖形态，形成殆面形态（图2-38）。

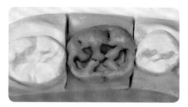

图2-37 殆面轴嵴形成

（7）检查咬合关系：从冠状面看，后牙形成A、B、C三点咬合接触。如后牙不能形成A、B、C点接触，则至少应形成A、B点或B、C点咬合接触，应避免形成A、C点咬合接触（图2-39）。

（8）形成颈缘外形：在放大镜下将全冠边缘1~2 mm用手术刀削去（图2-40），然后用颈缘蜡重新恢复边缘外形（图2-41）。取出全冠，检查其是否完整，有无裂纹及缺损，如有，则将蜡型重新软化修整。取出全冠后，在邻面触点区追加少量蜡。

（9）安插铸道：在非功能尖蜡型最厚处用直径约2 mm、长7～10 mm的圆柱型铸道蜡形成铸道，然后取出全冠，并将铸道连接到型孔座上（图2-42）。

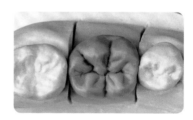

图2-38 殆面形态形成

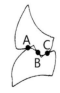

图2-39 形成良好的咬合接触点

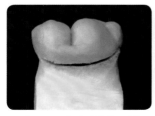

图2-40 去除边缘部位蜡

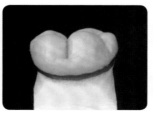

图2-41 重塑边缘

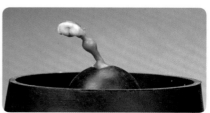

图2-42 安插铸道

2. 金属全冠蜡型的包埋。

（1）蜡型脱脂。用蜡型减张剂均匀地喷到蜡型内外表面以达到脱脂减张的目的，注意吹干（图2-43）。

（2）选择铸圈。选择适当大小的铸圈，调整铸道长度，使蜡型位于铸圈上1/3内（热中心外），型孔座位于下1/3处，蜡型距离铸圈顶部及侧壁至少有5 mm的距离。

（3）包埋。取包埋粉适量，按照正确的粉液比真空调合成糊状，通过振荡排除包埋材料中的气泡，然后用笔涂法包埋（图2-44）。先从蜡型组织面开始，用笔尖推压、蠕动，使包埋料由蜡型内壁逐渐推移，以免埋入空气。用包埋料均匀覆盖蜡型表面，厚 2~3 mm。顺铸圈一侧内壁，使包埋料缓慢流动并充满铸圈，静置1 h以上，以便焙烧铸造。

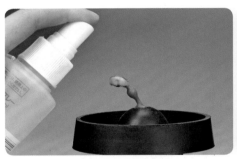
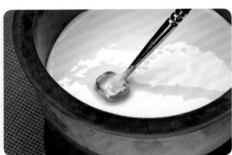

图2-43 蜡型脱脂　　　　　　　　　　　　图2-44 包埋蜡型

注意事项

1. 堆塑𬌗面解剖外形时，注意微热雕刀以及手的支点、用刀的方向和力的大小，以免在修形时造成蜡型移动、变形、脱落。

2. 取出蜡型时，注意要沿戴入道相反方向取出，以免折断蜡型。

3. 制作蜡型的方法有多种，本实验只介绍了其中一种。

4. 不同患者的牙体的解剖外形不同，不可千篇一律。

5. 包埋的时候应特别注意排掉残留在熔模点角、线角处的空气，否则在铸件的相应部位会出现金属小瘤子。

思考题

1. 下颌第一磨牙的解剖生理特点是什么？

2. 铸道为何要放置于非功能尖上？

实验二　金属全冠的铸造、开圈

（4学时）

目的要求

1. 了解焙烧的目的及程序。
2. 初步了解高熔合金的铸造性能，分析铸造缺陷产生的原因。
3. 掌握全冠的铸造方法。

实验用品

完成的包埋圈、烤箱、高熔合金、坩埚、高频离心铸造机、喷砂机、三氧化二铝（Al_2O_3）砂、木锤等。

方法和步骤

1. 焙烧。

取下铸道座，电烤箱内缓慢升温至300℃，保持30 min，再逐渐升温至900 ℃，保持30 min，等铸孔呈现桃红色时即可铸造。

2. 铸造。

预热高频离心铸造机和坩埚，配平铸造臂，称取适量合金，将铸圈和合金放入铸造机，调平，按动熔金按钮，当合金加热到适宜温度时按动铸造键，铸造开始。完成后取出铸圈，放置于空气中冷却，取出铸件，去除大部分包埋料，喷砂去除残余包埋料及氧化膜。

注意事项

1. 焙烧前包埋料应完全凝固。
2. 焙烧中，温度不宜上升过快，以免受热不均导致包埋料爆裂。铸圈温度一般要求在900℃以上，温度过低易造成铸造不全或冷隔，同时因包埋材料的热膨胀不足而影响修复体的适合性。从烤箱内取出后应立即铸造。

思考题

铸圈焙烧的目的有哪些?

实验三　铸造金属全冠的打磨、抛光

（4学时）

◦ 目的要求

1. 熟悉修复体打磨抛光的原则及方法。
2. 掌握调𬌗的原则和方法。

◦ 实验用品

工作模型及铸件、喷砂机、微型打磨机、超声波清洗机或高压蒸汽清洗机、打磨石、长柄裂钻、球钻、砂纸圈、橡皮轮、绒轮、抛光膏、咬合纸、放大镜、夹持镊、印泥或适合性检查剂（fit checker）等。

◦ 方法和步骤

1. 切除铸道。

用金刚砂片切割铸道，注意不要伤及金属冠。

2. 单冠就位。

在放大镜下检查组织面是否光滑，有无缺陷或小瘤子。从工作模上取出代型，可用毛笔在代型表面涂布一薄层印泥或专用的适合性检查剂，用很小的力量就位全冠，在放大镜下用球钻、裂钻小心调磨组织面的印记点，直至边缘完全密合（图2-45）。

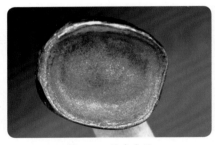

图2-45　检查内冠

3. 试戴全冠。

试戴全冠必须在初磨完成以后进行。将全冠及代型就位于工作模型上，用咬合纸检查邻接关系是否正常，单侧调磨触点，调改至符合生理的接触状态。触点的松紧度以单层咬合纸可有阻力拉出但不破碎为准（图2-46）。

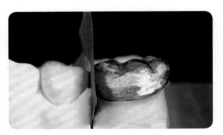

图2-46　单侧调磨触点

4. 调改咬合。

用咬合纸检查正中咬合时有无早接触点，同法检查非正中咬合时有无早接触点，直至有均匀广泛接触而无高点为止（图2-47）。

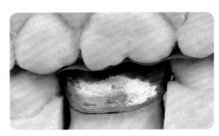

图2-47　调改咬合

5．打磨修复体外形。

按照由粗到细磨平的原则，用砂轮、砂纸打磨修复体外表面及菲边，打磨出金属冠的外形（图2-48）。

6．抛光。

遵循先平后光、由粗到细的原则，用砂纸圈、橡皮轮依修复体的外形磨平、磨光，最后用绒轮蘸抛光膏抛光表面，用高压蒸汽清洗干净（图2-49）。

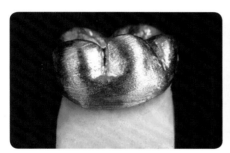

图2-48　外形打磨完成

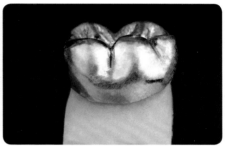

图2-49　抛光完成

注意事项

打磨、抛光时，应注意对边缘及邻面的保护，以免造成适合性及邻接不良。

思考题

试述全冠打磨、抛光的基本顺序。

第三节 三单位金属桥的制作

实验一 后牙三单位金属桥的蜡型制作

（4学时）

目的要求

1．掌握后牙金属固定桥蜡型制作的方法和要求。
2．了解桥体铸道的设计与安插方法。

实验用品

工作模型、放大镜、电蜡刀、熔蜡器、基底蜡、嵌体蜡、颈缘蜡、蜡刀、雕刀、小玻板、气枪、蜡型分离剂、型孔座、铸圈等。

方法和步骤

1．涂布蜡型分离剂。
在制备基牙代型表面、缺牙区牙槽嵴、邻牙、对颌牙𬌗面涂布蜡型分离剂（图2-50）。
2．标识桥体组织面的接触区。
在相当于桥体底部（桥体龈端）的区域，画出桥体底部与黏膜接触面的形态及面积（图2-51）。
3．固位体蜡型的制作。
固体位蜡型的制作方法同金属全冠，注意参照牙弓弧度和对侧同名牙形态（图2-52）。

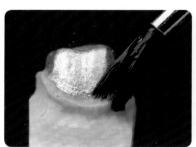 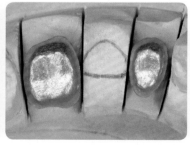 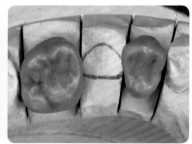

图2-50　涂布蜡型分离剂　　　　图2-51　标识桥体组织面的接触区　　　　图2-52　完成固位体蜡型

4. 完成桥体的连接。

将铸道蜡烤软形成棒团状，压接在缺牙区，切除多余的蜡，完成桥体的连接（图2-53）。

5. 堆塑桥体外形。

根据与对颌牙的咬合关系、与两侧固位体的关系，堆塑出缺失牙的解剖生理外形、与对颌牙的咬合关系。对𬌗面、颊舌面特别是龈外展隙进行修整。桥体𬌗面的颊舌径略窄于原缺失牙，以减轻基牙的负担。必要时可以用刀片将桥体与邻牙分割后，进行桥体底部边缘线的修整（图2-54）。

6. 桥体组织面的修整。

黏膜接触面设计成改良鞍式。舌侧以牙槽嵴顶为界逐渐脱离接触；近远中向仅中央部分接触，两侧逐渐脱离接触并移至邻间隙。取出检查，修整后桥体组织面的画线范围则为桥体与黏膜接触面的形态和范围（图2-55）。

7. 连接体及颈缘的修整。

连接体位于𬌗方1/2内，约为固位体颊舌径的1/3~1/2，外形圆钝，因连接体为固定桥的薄弱环节，应使连接体的横截面积不小于4 mm²，以保证桥体的强度。边缘修整同全冠蜡型，在放大镜下先切除冠边缘蜡1~2 mm宽度，再用颈缘蜡重塑颈缘外形（图2-56）。

8. 铸道的安插。

在非功能尖以直径为2~2.5 mm、长度为2~4 mm的圆柱型铸道蜡形成分铸道，然后用直径4 mm左右的圆形蜡条连接分铸道形成横铸道，在横铸道上方安插直径为4 mm左右的主铸道。取出蜡型，进一步检查桥体的组织面、邻间隙外形（图2-57）。

9. 连接型孔座。

连接型孔座同前全冠蜡型的制作。

10. 包埋、焙烧、铸造。

包埋、焙烧、铸造同前全冠蜡型的制作。

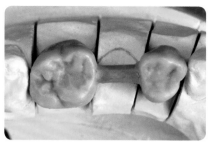

图2-53　完成桥体的连接

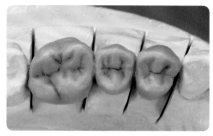

图2-54　堆塑桥体外形

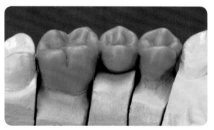

图2-55　完成桥体的舌侧观

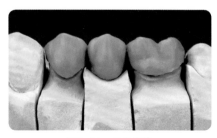

图2-56　重塑颈缘

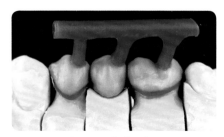

图2-57　铸道的安插

注意事项

1. 在制作蜡型以前，必须检查代型各段是否已完全就位于代型底座上。如果未完全就位，将会导致制作出的固定桥翘动、无法就位及边缘适合性不良。这都是修复体失败返工的重要原因。

2. 桥体可适当减径，加大颊舌外展隙，增加溢出沟，以减小𬌗力，减轻基牙负担。

3. 如果因为代型未完全就位造成固定桥蜡型复位至模型上时出现翘动现象，可以用刀片分割蜡型后重新连接，并调整咬合。如果已铸造成型，有时可以分割桥体后焊接，但多数情况下需返工重做。

4. 多数情况下边缘须再成型，即蜡型完成以后，须用薄刀片将边缘削去1~2 mm，在代型上就位，加颈缘蜡，并在2~5倍放大镜下确认，以保证颈缘的密合度。

5. 堆塑𬌗面外形时，应以对颌模型作正中咬合来指导𬌗面形态的雕刻和修整，同时应参照同名牙的解剖形态。

6. 从代型上取下蜡型时，不可用力过大，以防止蜡型变形。取出检查其是否完整，有无裂纹，如有裂纹应将蜡型重新软化修整。取出后邻面触点追加少量蜡。

思考题

制作连接体时要注意些什么？

实验二 前牙三单位桥蜡型制作

（4学时）

○ 目的要求

1. 掌握前牙金属固定桥蜡型制作的方法和要求。
2. 掌握前牙的解剖形态。
3. 了解桥体铸道的设计与安插方法。

○ 实验用品

工作模型及代型、电蜡刀、熔蜡器、基底蜡、嵌体蜡、颈缘蜡、蜡刀、雕刀、小玻板、气枪、蜡型分离剂、型孔座、铸圈、放大镜等。

○ 方法和步骤

　　参见本章第三节实验一的制作流程，前牙桥蜡型唇侧观如图2-58所示，前牙桥蜡型舌侧观如图2-59所示。

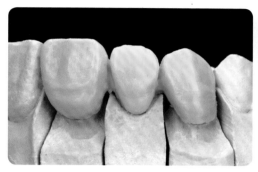
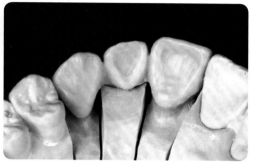

图2-58　前牙桥蜡型唇侧观　　　　　　　　　图2-59　前牙桥蜡型舌侧观

注意事项

　　1. 在制作蜡型以前，必须检查代型各段是否已完全就位于代型底座上。

　　2. 桥体可适当减径，加大颊舌外展隙，增加溢出沟，以减小𬌗力，减轻基牙负担。

　　3. 连接体的外形应为长三角形，并保证有足够的强度。

　　4. 蜡型完成以后，须用薄刀片将边缘削去1~2 mm，在代型上就位，加边缘蜡，并在2~5倍放大镜下确认，以保证颈缘的密合度。

　　5. 如果因为代型未完全就位造成固定桥蜡型复位至模型上时出现翘动现象，则可以用刀片分割蜡型后重新连接，并调整咬合。如果已铸造成型，有时可以分割桥体后焊接，但多数情况下需返工重做。

　　6. 从代型上取下蜡型时，不可用力过大，以防止蜡型变形。取出检查其是否完整，有无裂纹，如有裂纹应将蜡型重新软化修整。取出后邻面触点追加少量蜡。

思考题

　　1. 前牙的解剖形态是什么？

　　2. 天然牙牙体颈部凸度的生理意义是什么？

第四节　烤瓷基底冠的制作

实验一　单个基底冠的蜡型制作和包埋

（8学时）

○ 目的要求

1. 熟悉蜡型及器械的使用。
2. 掌握前、后牙基底冠蜡型的制作方法和步骤。
3. 掌握基底冠蜡型的特点。
4. 掌握前、后牙基底冠铸道的安插方法和要点。
5. 掌握蜡型的包埋方法。
6. 完成前牙、后牙各一个单冠的制作。

○ 实验用品

工作模型、真空搅拌机、放大镜、熔蜡器、电蜡刀、滴蜡器、小蜡刀、雕刀、分离剂、颈缘蜡、嵌体蜡、铸道蜡、玻璃板、铸圈、铸道座、烤瓷合金包埋料、调拌刀及调拌碗、振荡器、蜡型减张剂等。

○ 方法和步骤

1. 用回切法制作底层冠蜡型。

（1）在代型、对颌牙及邻牙上涂布分离剂（图2-60）。

（2）形成全解剖形态蜡型。先滴一薄层软蜡，然后用嵌体蜡恢复牙冠外形。唇面的细微结构无需做出，但需恢复颈部至切端的形态、边缘形态、邻接面形态、切端长度及正确的咬合关系。非瓷覆盖边缘为刃状（图2-61）。

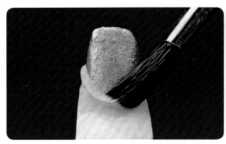

图2-60　涂布分离剂

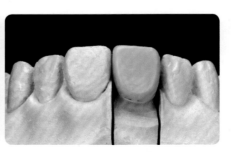

图2-61　形成牙冠外形

（3）回切。对蜡型需回切部分（将来瓷粉构筑空间）进行标记，并做几条引导沟（图2-62）。切端或殆面用锐利刀片切除蜡1.5～2 mm，唇侧、邻面及舌面用蜡钻或刀片切除蜡约1 mm，消除锐利的线角。

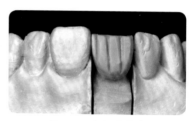

图2-62 标记引导沟

（4）形成金-瓷交界线。先标注金-瓷交界的位置，前牙腭侧金-瓷交界线需离开咬合接触区约2 mm，并形成约90°的凹型形态（图2-63）。

（5）重塑边缘。将蜡型边缘去除1～2 mm（图2-64），再用颈缘蜡重塑边缘外形，瓷覆盖边缘应形成凹型，并在放大镜下检查边缘适合性，精修完成（图2-65、图2-66）。

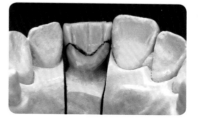

图2-63 标注金-瓷交界的位置

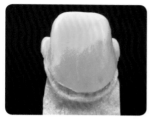

图2-64 重塑边缘

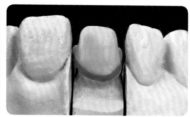

图2-65 完成基底冠蜡型唇面观

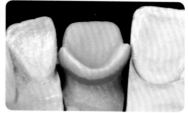

图2-66 完成基底冠蜡型舌侧观

2. 用滴蜡法制作底层冠蜡型。

（1）涂布分离剂，用气枪吹去多余的分离剂。

（2）在代型表面均匀滴一薄层软蜡（图2-67）。

（3）添加嵌体蜡，形成0.5 mm厚的帽状冠蜡型，厚度均匀，腭侧及邻面腭1/2靠近颈部的非瓷覆盖区加厚至0.7 mm（图2-68）。

（4）金-瓷交界线成型。腭侧及邻面腭1/2靠近颈部的金-瓷交界线应为近似直角的凹型。腭侧交界线应离开对颌牙咬合点2 mm左右（图2-69）。

（5）重塑边缘。在放大镜下用薄刀片将边缘削去1~2 mm，重加颈缘蜡，使蜡型与基牙密切贴合（图2-70）。

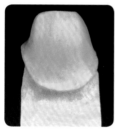

图2-67 铺底层蜡

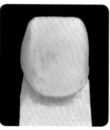

图2-68 形成蜡型帽状冠

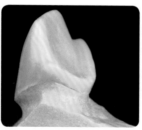

图2-69 金-瓷交界线成型

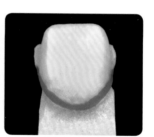

图2-70 重塑边缘

（6）边缘修整。唇侧及邻面唇1/2的边缘应做成凹型。非瓷覆盖边缘做成刃状。在放大镜下修整过长边缘，雕刀沿代型边缘线水平修整，消除过厚边缘。取下蜡型时，如蜡型边缘超过边缘线以下，会因代型颈部缩窄产生的倒凹作用断裂而留在代型上，故应保证边缘不能过长。

（7）检查厚度及边缘适合性，精修，消除锐利的线角，形成圆缓外形。

3. 铸道的安插。

（1）原则上铸道的安插位置应在蜡型的最厚处，位于切端或𬌗面边缘并向轴面移行，连接处应圆缓。铸道与蜡型的角度应使底层冠的方向与铸道方向一致，尽量使蜡型位于铸道附着点远心端。铸道截面应呈圆形，外形圆缓、光滑。直径应比蜡型最厚处大（一般为2.0～2.5 mm），蜡型过厚可加储金球（直径为5 mm，距蜡型1.5～2 mm）（图2-71）。

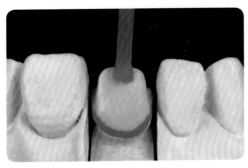

图2-71　铸道安插

（2）安装铸道座：安插好铸道后，取下蜡型，安装铸道座，使铸道及储金球位于铸圈的热中心内，蜡型则位于热中心的上方，距铸圈顶部及侧壁至少5 mm。

4. 蜡型包埋。

（1）用蜡型减张剂对蜡型脱脂。

（2）按厂商提供的说明在真空搅拌机内调拌包埋料，排除气泡。先在蜡型表面涂少许包埋料，然后在振荡器振荡下倒入包埋料，将蜡型包埋到铸圈内。

注意事项

1. 舌侧金-瓷交界线应避开对颌牙咬合点2 mm左右，位于咬合点的切方或龈方。

2. 滴蜡器或蜡刀的温度不可过高。从代型上取下蜡型时不可用力过大，以防蜡型变形。

3. 蜡型完成后如暂时不包埋，可以将蜡型连同代型一起置于室温水中保存。

4. 应避免蜡型处于铸圈热中心，否则会出现铸造缺陷，金属内出现气泡，影响金瓷结合。

5. 先用小毛笔或小调拌刀取少许包埋料对组织面、冠表面进行包埋。进行组织面包埋时，使包埋料从一侧逐渐覆盖整个冠内面，可有效防止埋入气泡。

6. 脱脂及清洗时，用力不可过大，以防蜡型变形、损坏。

思考题

1. 瓷覆盖边缘及金-瓷交界线为什么要做成特定边缘形态？

2. 回切法制作基底冠蜡型的优点是什么？

实验二　铸造、开圈

（4学时）

○ 目的要求

掌握底层冠铸造的方法。

○ 实验用品

工作模型及代型、包埋好的蜡型、镍铬（Ni-Cr）烤瓷合金、坩埚、茂福炉、高频离心铸造机、喷砂机等。

○ 方法和步骤

1. 去除铸道座，浇注口向下，用茂福炉烘烤约0.5 h去蜡。

2. 去蜡后在茂福炉内，按厂商推荐的程序焙烧。镍铬烤瓷合金如用磷酸盐包埋料，则从室温开始加热，在300℃时因有较大膨胀，应保持30 min，再缓慢升高温度，到900℃时保温15~30 min，然后铸造。

3. 用高频离心铸造机铸造，在空气中冷却，取出铸件。

注意事项

1. 焙烧时升温不能过快。

2. 铸造时熔金温度不可过高，以防止某些成分挥发。待熔金出现镜面，镜面刚破碎之时为最佳铸造时机。

思考题

1. 铸造的方法有几种？

2. 铸造缺陷的种类有哪些？如何避免？

实验三　烤瓷桥基底冠蜡型制作

（8学时）

○ 目的要求

1．掌握后牙固定桥蜡型制作的方法和要求。
2．了解桥体铸道的安插方法及包埋中的注意事项。

○ 实验用品

工作模型、真空搅拌机、放大镜、熔蜡器、电蜡刀、蜡型分离剂、颈缘蜡、嵌体蜡、铸道蜡、滴蜡器、小蜡刀、雕刀、玻璃板等。

○ 方法和步骤

1．涂布蜡型分离剂。

在基牙、缺牙区牙槽嵴相当于桥体底部的区域、邻牙涂布蜡型分离剂（图2-72）。

2．制作固体位蜡型。

制作固位体蜡型（同单个基底冠蜡型的全冠制作），并在相当于桥体底部的区域标示桥体底部与黏膜接触面的形态及范围（图2-73）。

3．堆塑桥体外形。

将铸造蜡烤软形成棒团状，压接在缺牙区并切除多余的蜡，根据与对颌牙、两侧固位体的关系，堆塑出缺失牙的解剖生理外形、与对颌牙的咬合关系（图2-74）。对𬌗面、颊舌面、龈外展隙进行修整（图2-75）。必要时可以用刀片从邻面分割后，进行桥体底部固位体边缘线的修整。

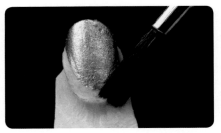

图2-72　涂布蜡型分离剂

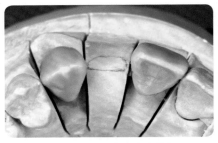

图2-73　固位体蜡型的制作

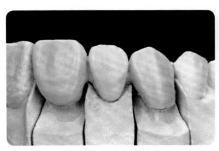

图2-74　前牙桥的外形恢复

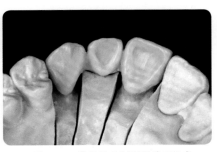

图2-75　前牙桥舌侧冠的外形恢复

4. 回切。

进行回切，均匀地预留出瓷层空间。方法参照单冠烤瓷基底蜡型的制作。对基牙和桥体组织面进行修整。黏膜接触面最好设计成改良鞍式。桥体组织面要预留出1.5 mm左右的瓷层空间。因连接体为固定桥的薄弱环节，应使连接体的横截面积不小于4 mm²，在保证连接体强度的前提下，连接体的位置应尽量偏舌侧，以利于唇面的美观。形成金-瓷交界线及加强带（图2-76）。

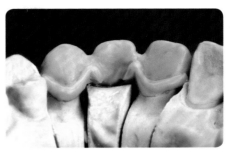

图2-76　回切后的烤瓷桥蜡型

5. 铸道的安插。

在非功能尖以直径为2～2.5 mm、长度为2～4 mm的圆柱型铸道蜡形成分铸道，然后用直径为4 mm左右的圆形蜡条形成连接分铸道的横铸道，在横铸道上方安插直径为4 mm左右的主铸道。取出蜡型，进一步检查桥体的组织面、邻间隙外形（图2-77）。

6. 连接型孔座。

要求蜡型位于垂直向及水平向的热中心之外，横铸道同时起储金球的作用，应位于热中心区内。

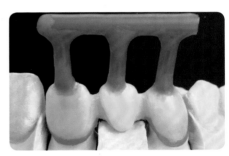

图2-77　铸道的安插

注意事项

1. 在制作蜡型以前，必须检查代型各段是否已完全就位在代型底座上。如未完全就位，将导致制作出的固定桥翘动及边缘适合性不良。这是修复体失败返工的重要原因之一。

2. 制作桥体蜡型前，勿忘在缺牙区先涂布蜡型分离剂，否则会导致蜡型取出困难。

3. 桥体可适当减径，加大颊舌外展隙，增加溢出沟，以减小殆力，减轻基牙负担。

4. 如果制作的是金属树脂固定桥，则可以在蜡型制作完成以后，对固位体及桥体的唇面进行回切（蜡型开窗）处理，并增加辅助机械固位装置，留出树脂所需的空间。

5. 如果因为代型未完全就位造成固定桥蜡型在复位至模型上时出现翘动现象，可以用刀片分割蜡型后重新连接，并调整咬合。如果已铸造成型，在有些情况下可以分割桥体后焊接，但多数情况下需返工重做。

思考题

1. 桥体的类型及适应证有哪些？

2. 连接体的基本要求是什么？

3. 桥体铸道安插的注意事项有哪些？

实验四 底层冠的打磨

（8学时）

目的要求

掌握底层冠打磨的方法。

实验用品

工作模型及铸造完成的金属基底冠、喷砂机、微型打磨机、卡尺、超声清洗机、持针器、打磨石等。

方法和步骤

1. 去除残余包埋料，切除铸道。

用喷砂的方法去除残余包埋料，用砂片切除铸道（图2-78）。

2. 金属底层冠的打磨。

金-瓷结合面必须用专用的打磨器械打磨。

（1）底层冠在代型上就位。在放大镜下用钨钢钻磨去组织面的小瘤子。用适合性检查剂检查，调磨，切记不能加重压强迫就位。

（2）切端／𬌗面、唇（颊）面、舌面的打磨。必须用专门的打磨器械，顺同一方向进行金属表面打磨（图2-79），金属底层冠厚度为0.3～0.5 mm，预留出1.5～2.0 mm的瓷层空间，完成线清晰（图2-80）。将非瓷覆盖区打磨出正常解剖形态并精修完成。

（3）金-瓷交界线用圆头钻针打磨成90°肩台或深凹型。瓷覆盖颈缘厚度调整到0.2 mm左右，形态为凹型（图2-81）。

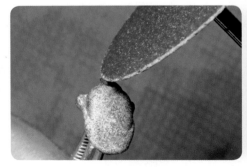

图2-78 切除铸道

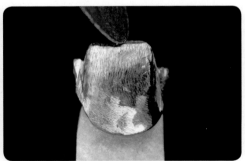

图2-79 进行粗打磨

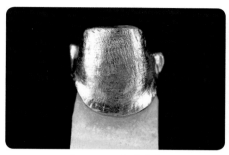

图2-80　细打磨完成

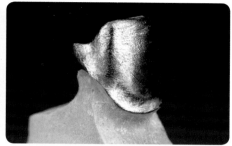

图2-81　肩台的打磨

（4）在放大镜下检查边缘的适合性。

（5）超声清洗打磨好的底冠。

注意事项

1. 为防止粉尘和金属碎屑的危害，必须使用抽风机，戴眼罩、口罩进行自我保护。

2. 底层冠在模型上试戴时，切不可用重压强迫就位，以防损伤代型，造成口腔内就位困难。

3. 金-瓷结合面必须用专用的打磨头打磨，不能用硅尖、碳化硅尖等打磨。因其碎末易附于金属表面并不易除去，在高温下会发生气化而在瓷结合面产生气泡，其中的金属也会在金属表面产生过多的氧化物，影响金-瓷结合强度。

思考题

为什么必须沿一个方向打磨金属基底冠？

第五节 烤瓷单冠的制作完成（前、后牙）

实验一 基底冠的处理和遮色瓷的构筑、烧结

（4学时）

○ 目的要求

1. 掌握底层冠的表面处理技术。
2. 了解瓷粉体系的组成、真空烤瓷炉的操作方法。
3. 掌握遮色瓷的构筑和烧结方法。

○ 实验用品

工作模型及打磨好的底层冠、超声清洗机、真空烤瓷炉、技工打磨机、持针器、不透明瓷、瓷粉调拌液、塑瓷工具、玻璃板、水杯、洁净毛巾、纸巾、烧结盘、支撑钉等。

○ 方法和步骤

1. 底层冠的处理。

（1）用氧化铝笔式喷砂机对金-瓷结合面喷砂，粒度为120目，压力为2～4 Bar[①]，注意保护边缘。组织面也可适当喷砂（图2-82）。

（2）用蒸馏水、超声或者蒸汽清洗机清洗底层冠（图2-83）。

（3）在烤瓷炉内进行除气和预氧化处理。应按厂商提供的说明进行，表面处理后的底层冠不能直接用手拾取，应用持针器夹持（图2-84）。

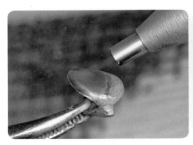
图2-82 喷砂处理

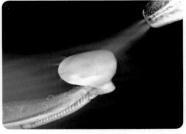
图2-83 蒸汽清洗机清洗底层冠

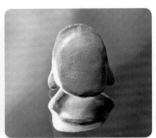
图2-84 预氧化完成

---

① 1 bar＝100 kPa.

2. 遮色瓷的构筑与烧结。

（1）开启并预热烤瓷炉。

（2）不透明瓷粉的烧结。先在底层冠的瓷覆盖区涂布第一层不透明瓷糊剂。取适量不透明瓷，以瓷泥能在玻璃板上轻微扩散为最佳稠度。用尼龙笔在瓷结合面均匀涂一层，厚度以在湿润状态下刚能完全遮盖金属色为宜。再均匀地洒上一薄层结晶粉，放在烤瓷炉口干燥1～2 min后放于炉内，按不透明瓷粉的烧结程序烧结，可比推荐的烧成温度高10～20℃，以提高金–瓷结合（图2–85）。

（3）冷却后再均匀涂布第二层不透明瓷，置炉口干燥1～2 min后入炉烧成。烧成后的不透明瓷应能完全盖住金属色，质地如鸡蛋壳。保证不透明瓷层厚度均匀，为0.2 mm（不同产品的厚度要求不尽相同），遮色不完全或有裂纹可再行涂布、烧结（图2–86）。

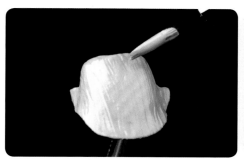

图2–85　不透明瓷的涂布

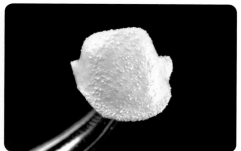

图2–86　第二层不透明瓷的涂布

注意事项

1. 烤瓷冠桥修复原则上都应该上𬌗架（可采用简单𬌗架或一次性𬌗架）。

2. 不透明瓷根据材料不同，制作方法也各有不同，如粉剂的不透明瓷可以将第一层不透明瓷上得极薄，以防止与金属间出现气泡和缺陷。为进一步增加结合强度，第二层不透明瓷才完全遮盖金属颜色。不同厂商生产的瓷粉遮色所需的最低厚度不尽相同。

3. 降温速度不可过快，以防瓷裂。

思考题

1. 进行超声清洗、除气和预氧化的目的是什么？

2. 底层冠表面处理的方法有哪些？

实验二 前牙烤瓷单冠体瓷、釉瓷、透明瓷的构筑和烧结

（12学时）

◦ 目的要求

1. 了解瓷粉体系的组成、真空烤瓷炉的操作方法及各种瓷粉的烧结程序。
2. 熟悉瓷粉的特性及瓷粉构筑器械的操作。
3. 掌握瓷粉分层构筑的操作方法和步骤。

◦ 实验用品

工作模型及完成了遮色瓷的底层冠、超声清洗机、真空烤瓷炉、持针器、同一色系的颈瓷、牙本质瓷、釉质瓷、透明瓷、瓷粉调拌液、塑瓷工具、调拌刀、回切刀、玻璃板、水杯、洁净毛巾、海绵、纸巾等。

◦ 方法和步骤

1. 回切分层构瓷法。

（1）颈部瓷的构筑、烧结。湿润遮色瓷表面，在颈缘一圈堆塑颈部瓷（图2-87），形如水滴状，烧结（图2-88）。

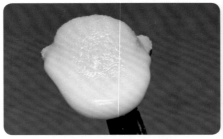

图2-87 颈部瓷的构筑

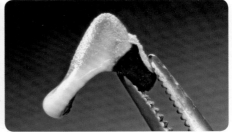

图2-88 颈部瓷的构筑侧面观

（2）牙本质瓷的构筑。用玻璃调拌工具在玻璃板上调拌牙本质瓷，轻敲玻璃板排除气泡，多余的液体用纸巾吸去，形成容易塑型的湿砂状。用毛笔或雕刀配合手指将调合好的瓷粉堆筑到底层冠不透明瓷表面，恢复牙体的解剖外形（图2-89）。

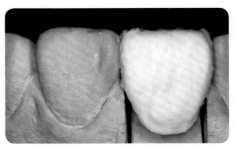

图2-89 牙本质瓷的构筑

然后进行唇面、邻面瓷粉的回切，先标记出需要回切的范围（图2-90），从切端唇舌中份向唇面颈1/3和中1/3交界做一个斜面回切。邻面从切端向邻面边缘方向回切（图2-91），舌面暂不回切。用雕刀和毛笔进行切端指状突构造，形成2或3个山峰状指状突。用干毛笔将整个表面抹平（图2-92）。

（3）釉质瓷的构筑。可先在指状突的突起间构筑少许透明瓷，然后用釉质瓷填满回切空间，使牙体的大小与对侧同名牙基本相同（图2-93）。

（4）舌侧回切。从构筑好透明瓷的切端向金-瓷交界线方向斜形回切，回切出的空间用釉质瓷及透明瓷恢复（图2-94）。

（5）透明瓷的构筑。在釉质瓷表面构筑透明瓷，瓷粉应放量堆筑（放量15%~20%塑型），以补偿烧结收缩（图2-95）。

（6）取出牙冠，邻面凹陷区用釉质瓷追加，同样放量塑型。用干的毛笔清扫干净冠内面及非瓷覆盖区多余的瓷粉（图2-96）。

（7）瓷体堆塑完成以后进行预干燥，真空烧结。第一次烧结后进行必要的追加构筑，并按修补烧结程序烧结（图2-97）。

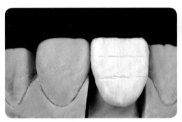
图2-90 标记唇面回切范围

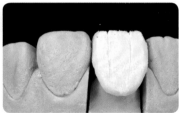
图2-91 回切后形态

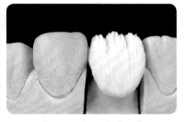
图2-92 指状突的形成

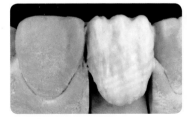
图2-93 釉质瓷的构筑

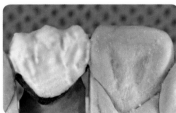
图2-94 舌侧釉质瓷的构筑

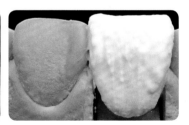
图2-95 透明瓷的构筑

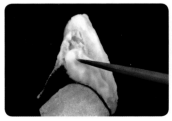
图2-96 邻面瓷的追加

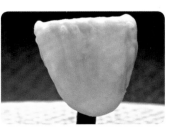
图2-97 瓷体堆塑完成

2. 分层构筑法。

指状突的形成，釉质瓷及透明瓷的构筑如图2-98所示。

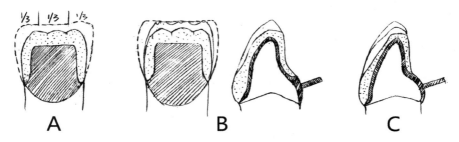

图2-98 指状突的形成，釉质瓷及透明瓷的构筑

注：A，切端形成指状突；B，构筑釉质瓷至与邻牙同大小；C，追加透明瓷并放量15%~20%。

（1）颈瓷的涂布和烧结（同前）。

（2）牙本质瓷的构筑。在不透明瓷及颈瓷上构筑牙本质瓷，构筑完后的形态与前面回切后的形态相同。

（3）在唇面、邻面、舌面预留出构筑釉质瓷的空间，切端堆出指状突，用毛笔抹平表面。

（4）堆筑釉质瓷及透明瓷，稍放量塑型（同前）。

（5）邻面用釉质瓷追加。清扫冠内面及非瓷覆盖区。预干燥，烧结。

注意事项

1. 烤瓷冠桥修复原则上都应该上𬌗架（可采用简单𬌗架或一次性𬌗架）。

2. 降温速度不可过快，以防瓷裂。

3. 提振时不可过于激烈，以防止外形塌陷。现有的大多数瓷粉已不要求进行提振缩聚。

4. 堆筑瓷粉时，不能过分干燥。追加瓷粉时，稍稍提振，使水分浮出后再行追加。堆好瓷后置保湿箱内保存，等待烧结。

5. 及时清洗堆筑工具，避免调拌瓷粉时瓷粉之间相互混杂。

思考题

1. 上颌中切牙的外形特点是什么？

2. 发生瓷裂和瓷崩的原因是什么？

3. 烤瓷冠烧结和上釉时升降温的速度为什么不能太快？

4. 为什么应尽量减少反复烧结的次数？

5. 回切法构筑瓷粉有何优点？

实验三 后牙烤瓷单冠体瓷、釉瓷、透明瓷的 构筑和烧结

（12学时）

○ 目的要求

1. 了解瓷粉体系的组成、真空烤瓷炉的操作方法及各种瓷粉的烧结程序。
2. 熟悉瓷粉的特性及瓷粉构筑器械的操作。
3. 掌握瓷粉分层构筑的操作方法和步骤。

○ 实验用品

工作模型及完成了遮色瓷的底层冠、超声清洗机、真空烤瓷炉、持针器、同一色系的颈瓷、牙本质瓷、釉质瓷、透明瓷、瓷粉调拌液、塑瓷工具、调拌刀、回切刀、玻璃板、水杯、干净毛巾、纸巾等。

○ 方法和步骤

1. 牙本质瓷的构筑。

用玻璃调拌工具在玻璃板上调拌牙本质瓷，注意排除气泡，多余的液体用纸巾吸去，使瓷粉形成容易塑型的湿砂状。用毛笔先将遮色瓷表面浸润，再用毛笔或雕刀配合将调合好的瓷粉堆筑到底层冠不透明瓷表面，恢复牙体的解剖外形。为补偿瓷粉烧结收缩，唇颊面瓷粉应放量堆筑，𬌗面可不放量塑型。中央窝及沟裂区可使用稍浓的特殊色瓷粉少量堆筑（图2-99）。

2. 牙本质瓷的回切。

轴面从𬌗缘向颈缘方向斜形回切。颊舌侧从各𬌗面牙尖到中1/3位置，由厚到薄地去掉部分瓷粉，留出构筑釉质瓷及透明瓷的空间（图2-100）。

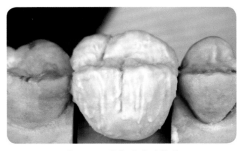

图2-99 牙本质瓷的构筑

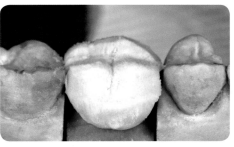

图2-100 牙本质瓷的回切

3．釉质瓷的恢复。

回切空间用釉质瓷恢复，恢复后的形态如回切前，注意轻轻核对咬合（图2-101）。

4．透明瓷的恢复。

根据口腔内的情况可堆筑部分透明瓷。预计烧结收缩，放量15%~20%堆筑。取出牙冠，邻面凹陷处用釉质瓷追加，同样放量塑型（图2-102）。

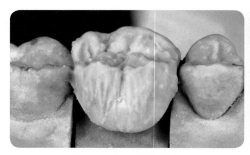 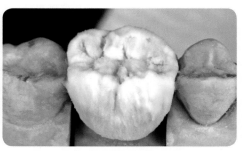

图2-101 釉质瓷的恢复   图2-102 透明瓷的恢复

5．清扫。

用干的毛笔清扫干净冠内面及非瓷覆盖区多余的瓷粉。

6．预干燥，真空烧结。

第一次烧结后进行必要的追加构筑，并按修补烧结程序烧结。

注意事项

1．降温速度不可过快，以防瓷裂。

2．提振时不可过于激烈，以防止外形塌陷。现有的大多数瓷粉已不要求进行提振缩聚。

3．堆筑瓷粉时，不能过分干燥。追加瓷粉时，稍稍提振，使水分浮出后再行追加。堆好瓷后置保湿箱内保存，等待烧结。

4．及时清洗堆筑工具，避免调拌瓷粉时瓷粉之间相互混杂。

思考题

上颌第一磨牙的外形特点有哪些？

实验四 烤瓷单冠瓷体形态修整和上釉

（8学时）

目的要求

1. 熟悉烤瓷外形修磨器械及其使用方法。
2. 掌握烤瓷单冠的外形修整方法。

实验用品

工作模型及已完成烧结的瓷牙、咬合纸、超声清洗机、真空烤瓷炉、放大镜、持针器、技工打磨机、打磨车针等。

方法和步骤

1. 形态修整。

（1）单冠在代型上就位。在放大镜下检查全冠组织面，小心磨除组织面沾染的瓷粉等，使单冠在代型上就位（图2-103）。

（2）触点的调整。用咬合纸单侧调磨，触点松紧适宜后调磨另一侧，使全冠在模型上完全就位，触点要求符合生理形态（图2-104）。

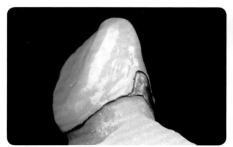

图2-103 单冠在代型上就位

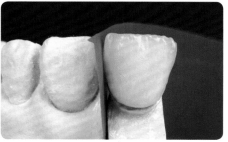

图2-104 触点调磨

（3）唇颊面外形突度、宽度的调整。掌握牙体的外形特点，参照牙弓弧度及对侧同名牙进行调整（图2-105）。

（4）牙冠长度及切端厚度、𬌗面高度的调整。参照对侧同名牙形态，使牙冠的形态与对侧同名牙对称，与邻牙协调（图2-106）。

（5）咬合关系的调整。调整前牙舌面外形及后牙𬌗面外形，通过咬合纸，调出正确的咬合关系。检查及调整正中、前伸及侧方咬合。

（6）细微结构的形成。雕刻粉面窝沟、点隙等。必要时刻出横向、纵向的发育沟及小缺陷等（图2-107）。

（7）外形打磨完成，如图2-108所示。

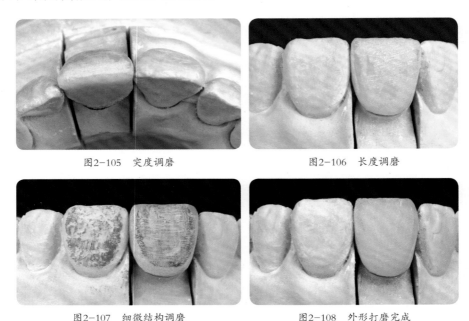

图2-105　突度调磨　　　　　　　　　　　图2-106　长度调磨

图2-107　细微结构调磨　　　　　　　　　图2-108　外形打磨完成

2. 自身上釉和釉粉上釉。

上釉分为自身上釉和釉粉上釉。

（1）自身上釉：它指的是将修复体烧结到一定温度的过程，自身上釉温度常比体瓷烧结温度高5~10℃。不同品牌的瓷粉的上釉温度和维持时间不尽相同。

（2）釉粉上釉：在修复体表面涂附一薄层釉浆，然后放入烤瓷炉内烧结，其烧结温度比牙本质瓷烧结温度低。上釉之前要搅拌釉粉和釉液，涂抹的时候釉层不能太薄也不能太厚，使各部分均匀（图2-109）。

3. 非瓷覆盖区金属表面打磨、抛光。

金属带抛光完成如图2-110所示。

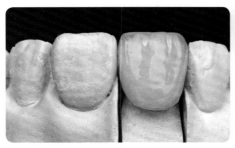

图2-109　上釉完成

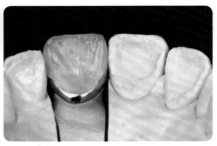

图2-110　金属带抛光完成

（1）用磨石磨除烤瓷冠桥金属部分的氧化层。

（2）用橡皮轮、绒轮和抛光膏抛光烤瓷冠桥的金属部分。

（3）用专用抛光膏抛光烤瓷冠。

注意事项

1. 修整瓷体外形时要使用抽风机，操作者戴口罩及眼罩进行自我保护。

2. 调整外形时，瓷的磨除应留有余地，以免磨除过多。如果瓷不够，清洗干净后可再行添加后烧结，但升降温的速度不可过快。

3. 打磨时，钻针的震动应小，用力不要过猛，转速不能过快，以防引起瓷层折裂。磨具应按从粗到细的顺序使用。

4. 打磨时，应随时沾湿瓷体表面观察瓷层颜色。

5. 上釉前要用蒸汽或超声清洗机将打磨好的瓷体清洗干净。

6. 打磨、抛光金属带时要特别注意不能损伤高精度的颈缘，不能改变金属冠桥的形态。

思考题

1. 烤瓷冠就位的标准是什么？

2. 烤瓷冠与邻牙之间的触点应满足什么要求？

第六节 烤瓷修复体的染色方法（示教）

（4学时）

○ 目的要求

1．通过示教，初步了解烤瓷修复体的染色方法。
2．熟悉色的基本三要素。

○ 实验用品

真空烤瓷炉、技工打磨机、持针器、调色盘、工作模型及代型、瓷粉及瓷粉调拌液、各类有色瓷粉、瓷粉染色剂、塑瓷工具、玻璃板、水杯、洁净毛巾、纸巾、制作完成的烤瓷冠、烤瓷合金抛光材料等。

○ 方法和步骤

染色包括内染法与外染法。

1．内染法。

着色在瓷堆塑过程中进行，它包括在塑瓷的各个阶段。内染法主要采用插染术（将有色瓷埋入各瓷层中）（图2-111）和二次烧结技术（指在第一次烧结后的牙冠表面进行染色，染色后用透明瓷覆盖，再烧结）。

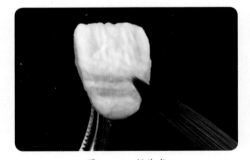

图2-111 插染术

（1）插染术操作要点。

1）考虑到最后的色调和立体感，遮色瓷可选择多个不同的颜色，如选色A2颈部加深，切端偏灰暗。上遮色瓷时，可在颈部上A3，体部上A2，切端上C2。

2）颈部瓷：颈部的着色常采用将体瓷和有色瓷混合的方法，根据色调和彩度，选择比例恰当的体瓷和有色瓷。

3）体瓷（牙本质瓷）：着色主要在此层进行，比如横向的白垩色条纹、橘黄色带、纵向的有色指状结构、特殊着色、不透明斑等，可采用回切法，将有色瓷埋入体瓷中。

4）切端瓷：在切端加入蓝色，可增加釉质的透明效果；相反，在切端加入灰色，可使釉质灰暗。

5）透明瓷：应将唇侧面全部包被，并大于实际大小15%~20%，以补偿瓷的烧结收缩，并保证埋入的有色瓷烧结后在正确的位置。

（2）二次烧结技术相对较容易掌握，操作步骤如下。

1）着色前调磨牙冠表面形态。

2）内部着色。

3）透明瓷覆盖牙冠。

4）外形修整。

5）上釉。

2．外染法。

通常外染法是指在牙齿外形打磨调整完成后，通过染色来调整颜色（图2-112）。烧结的瓷冠已初步具有所选择的基本色调，通过外染来调配颜色时，调高彩度相对容易，但其变化范围有限。因此，外染法一般用于牙冠表面的色彩化处理，如牙颈部，咬合面的沟、窝及邻接面的着色，牙齿表面的点、线、斑状的特殊着色等。

外染一般和上釉同时进行。上釉的方法有自身上釉法和涂釉剂上釉法两种。可先染色，按上釉的程序烧结，然后再上釉，也可染色和上釉一次完成。

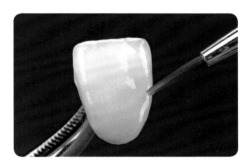

图2-112 外染法

注意事项

1．插染时，构筑瓷层必须分开进行，不能使各层瓷混杂在一起，否则易造成颜色消失或颜色过浓。

2．插染有色瓷粉时，应充分考虑瓷粉的烧结收缩，以确保色块位置得当。

3．外染前，瓷修复体必须经过严格打磨、调和，直至达到所需的纹理结构。染色、上釉前一定要把瓷冠清洗干净。

4．染色时染色剂一定要选择适当，调拌要均匀。在描绘颜色特征时，染色剂的彩度要比邻牙的深一级。

5．需要改变修复体色调时一般用彩度较低的色素。当形成表面特征时，如釉质裂纹和模拟牙颈部色等，则应用彩度较高的色素。

6．若烧结后颜色还有差别需再行修改，应先去除釉层，重新染色，但应避免多次烧结。

思考题

1．颜色的三要素是什么？

2．烤瓷冠染色的方法有哪几种？

第七节 CAD/CAM义齿制作技术和3D打印技术

实验一 制作前牙单冠（Wieland CAD/CAM系统）

（8学时）

○ 目的要求

1. 熟悉"Wieland CAD/CAM"操作系统。
2. 掌握"Wieland CAD/CAM"前牙单冠的制作方法。

○ 实验用品

前牙单冠的标准石膏模型、切削树脂盘、各型号磨头（棱型、柱状、圆头打磨石等）、Dental Wings 扫描仪、ZENO CAD 设计软件、ZENO CAM软件、Wieland T1切削机全套设备（切削机吸尘器、空压机、冷干机）。

○ 方法和步骤

1. 新建订单。

新建订单如图2-113所示。

（1）在"新建订单"界面输入医生信息、患者信息，日期自动生成。然后选择牙位、制作类型和制作材料。

（2）选择制作类型，选好后再点击相应牙位。

（3）将所有信息输入后点击"route order"，就可以进行模型扫描。

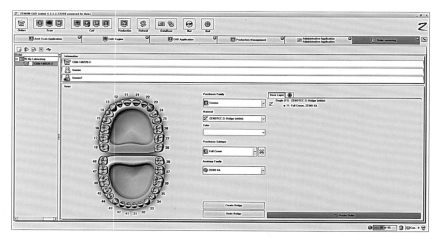

图2-113 新建订单

2．扫描。

（1）二维扫描。将模型放入扫描仓，双击"arch scan application"按钮，将订单拖到扫描界面，进行模型二维扫描。在这一步要先确定需要扫描的物件，工作模型是默认扫描的，其他的需要选择，如对颌模型等。

二维扫描完成后，确定工作区域的三维扫描。首先绿色圆点对齐中线，绿色线代表牙弓形状，蓝色线代表牙弓范围，然后移动蓝色点确定三维扫描范围。再点击右上角"√"进行下一步三维扫描（图2-114）。

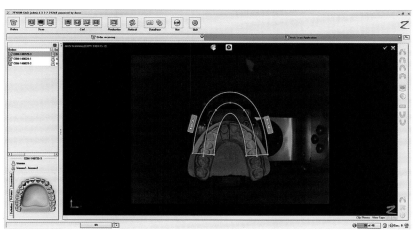

图2-114　二维扫描

（2）三维扫描完成后，可进行标记牙位（移动鼠标可出现牙位）。标记牙位可右键单击模型，添加邻牙"add adjacent area"，选择牙位。可右键单击空白部分或者左键单击右上角"√"进行下一步扫描。此时会提示是否扫描咬合，这步可不扫描咬合（图2-115）。

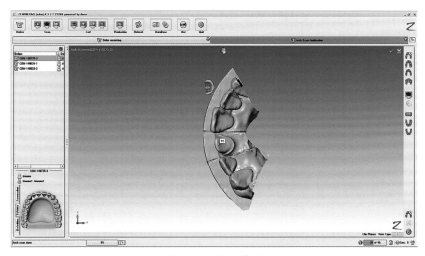

图2-115　标记牙位

（3）确定标记好牙位颈缘的精确扫描范围（在牙位上右键单击第二个选项"scan preparation on model"），扫描范围可稍大于边缘范围，进行精确扫描，扫描时一般只取下一边代型，这样便于确定颊舌侧方向。扫描后，右键单击第一个选项"edit current margin design"编辑颈缘。精确扫描颈缘如图2-116所示。

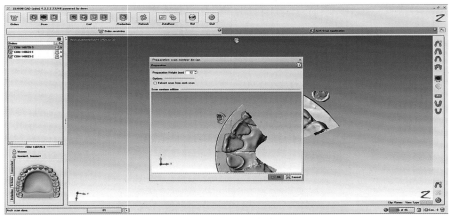

图2-116　精扫颈缘

（4）扫描咬合关系。

1）用对颌模型确定咬合关系。

2）用咬合记录确定咬合关系，这是在第二步选择扫描物件时就确定好的，右侧倒数第三个图标。先确定咬合关系，是因为工作模型的位置必须把涉及它的部分全部扫描完成后才能够动。

（5）扫描对颌模型。点击右侧倒数第二个图标。如果是用咬合记录确定咬合关系，就不需要扫描对颌模型。

（6）进行三点复位。右键选三点复位选项"reposition"，点击确定，扫描完成（图2-117）。

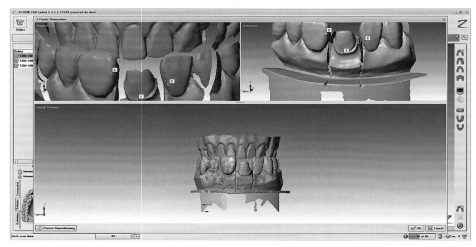

图2-117　进行三点复位

3．设计。

（1）扫描完成，点击CAD的"cad engine"进行计算。

（2）点击CAD中的"cad application"进行设计。

（3）将订单拖到设计界面。

整体调整形态：黄色原点，旋转；绿色原点，单相拉伸；紫色原点，双向拉伸；可以单击原点以显示尺寸。

调整形态如图2-118所示。

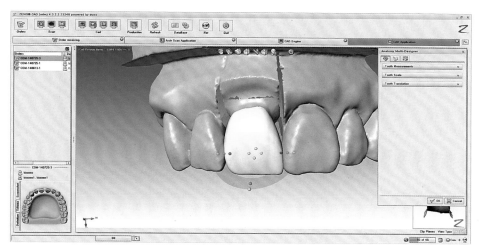

图2-118　调整形态

4．在切削树脂盘上排牙。

（1）设计软件中点击"production"，找到要切削的订单，右键点击"orders（订单）"，选择"retrieve manufacturing files"，保存为"zeno CAM v 4.0"格式，点"OK"。将其保存到"desktop（桌面）"的"CAM OUT zenotec pc"文件夹里。

（2）开启"CAM"软件，在"CAM OUT"文件夹里可以找到需要切削的订单或者点击"start"的"zenotec cam"，开启"CAM"软件。在"import"文件夹中找到需要切削的订单并排列在切削树脂盘的相应位置。

5．切削。

（1）首先开启空压机电源，待气压数字升到7后，打开压缩空气出气开关。

（2）开启冷干机。

（3）开启T1切削机电源。当切削机触屏旁边的按钮变成蓝色时，按一下开启按钮。

（4）将已经在CAM软件中排好位置的订单发送到Wieland T1切削机中进行切削。

实验二 制作后牙单冠（EXO CAD 和SUM3D CAM系统）

（8学时）

目的要求

1. 熟悉"EXO CAD"和"SUM3D CAM"操作系统。
2. 掌握"EXO CAD"和"SUM3D CAM"后牙单冠的制作方法。

实验用品

后牙单冠的标准石膏模型、切削树脂盘、各型号磨头（棱型、柱状、圆头打磨石等）、RK扫描仪、RK切削机全套设备（RK Desktop8 切削机、空压机、吸尘器）、EXO CAD软件、SUM3D CAM软件。

方法和步骤

1. 启动工作。

接通电源，按下扫描舱正面电源键，等待系统启动到"Windows"桌面，双击"EXO"图标，进入软件界面，进行修复体设计工作。

2. 新建订单。

在该界面输入医生信息、患者信息，日期自动生成。选择牙位、制作类型和制作材料。点击"保存"后进行模型扫描。新建订单如图2-119所示。

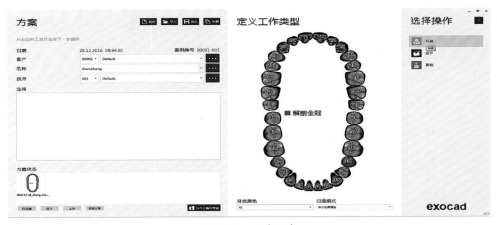

图2-119 新建订单

3. 扫描。

（1）首先校准扫描仪，一般一周校准一次。将校准盘放入扫描仓后，在"R+K SCAN"里点击"工具"栏下方的"Calibration"进行校准。仪器校准如图2-120所示。

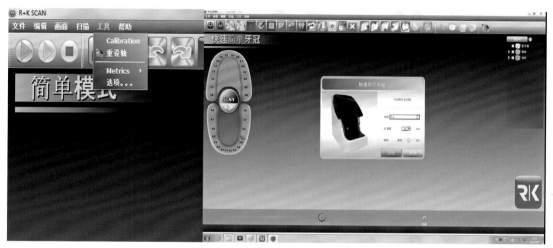

图2-120 仪器校准

（2）扫描时，先将模型放入扫描仓，双击"扫描"按钮，工作模型默认扫描高度为20 mm。扫描如图2-121所示。

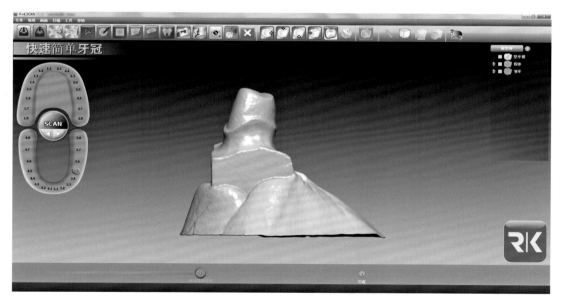

图2-121 扫描

（3）扫描完成后，点击"Optimieren"进行优化并保存扫描结果。

4. 设计。

（1）点击"设计"按钮进入设计界面后，在模型的颈缘处单击，系统会自动识别颈缘。标记颈缘如图2-122所示。

（2）确定颈缘后，点击"下一步"，系统按照预先设置为模型设置粘接剂间隙（图2-123）。

（3）单击"下一步"，为模型定义近中和远中（图2-124）。

（4）单击"下一步"后，系统自动生成义齿外形，运用移动选择和缩放工具可以对义齿位置进行修改（图2-125）。

（5）单击"下一步"，通过设计工具对外形进行调整（图2-126）。

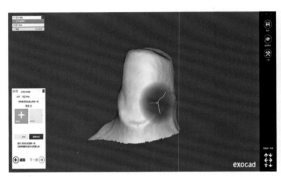

图2-122 标记颈缘

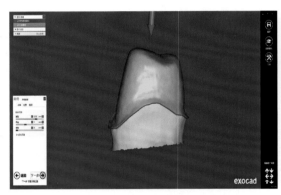

图2-123 设置粘接剂间隙

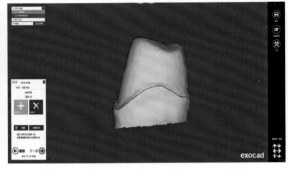

图2-124 定义近中和远中

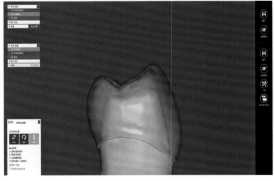

图2-125 调整义齿位置

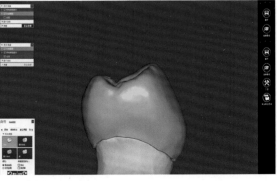

图2-126 调整外形

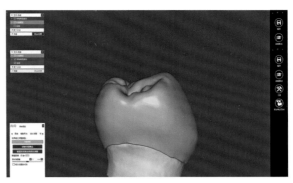

图2-127 完成义齿设计

（6）设置适应调整来调整义齿触点松紧度与咬合后，单击"保存"完成义齿的设计（图2-127）。

5. 排版。

排版如图2-128所示。

（1）点击桌面的"SUM3D"图标开启"CAM"软件。

（2）导入订单，将设计的义齿数据导入软件。

（3）选择材料盘，并将修复体排版。

（4）计算切削路径并发送给Desktop8切削机。

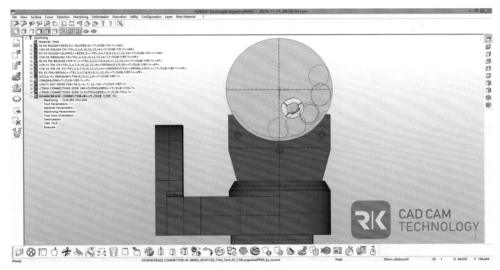

图2-128 排版

6. 切削。

（1）首先开启空压机，待数字升到7后，即打开压缩空气出气开关。

（2）开启Desktop8机器电源。

（3）等机器开机后，将材料盘固定在切削机夹持臂上，然后关闭机仓，点击"确认"键。

（4）点击"program"选择需要切削的数据后，点击"确认"，切削机将在自检后开始自动切削。

实验三　制作三单位后牙桥
（3Shape CAD软件和Bego 3D打印机）

（8学时）

○ 目的要求

1. 熟悉"3Shape CAD"软件和"Bego 3D"打印机操作系统。
2. 掌握"3Shape CAD"软件和"Bego 3D"打印机三单位后牙桥的制作方法。

○ 实验用品

三单位后牙桥的标准石膏模型、3Shape 扫描仪、3Shape CAD软件、3Shape CAM软件、Bego Varseo 3D打印机、打印耗材。

○ 方法和步骤

1. 扫描。

（1）接通电源，等待系统启动到"Windows"桌面，双击"3Shape"图标，进入软件界面。

（2）新建订单。在该界面输入医生信息、患者信息，日期自动生成。选择牙位、制作类型和制作材料。点击"保存"后进行模型扫描（图2-129）。

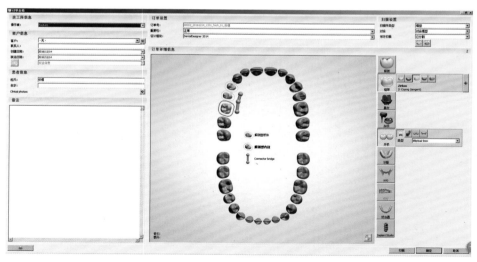

图2-129　新建订单

（3）扫描时，先将工作模型放入扫描仓，双击"扫描"按钮，工作模型默认扫描高度为20 mm（图2-130）。

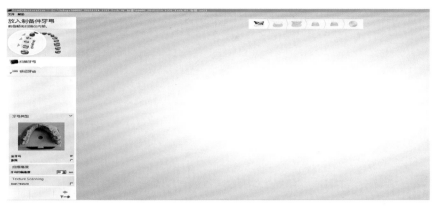

图2-130 放入工作模型

（4）工作模型扫描完成后，标记修复体的牙位（图2-131）。

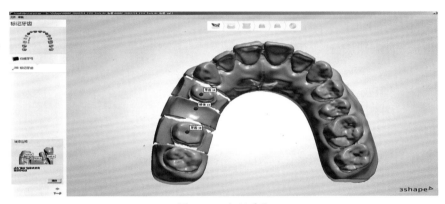

图2-131 标记牙位

（5）扫描对颌模型（图2-132）。

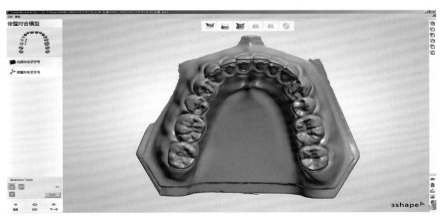

图2-132 扫描对颌模型

（6）扫描咬合关系。将上下颌模型按照咬合关系放好后扫描，系统会将已扫描的单颌模型和咬合关系自动对位，如果自动对位失败，可手动对位（图2-133）。

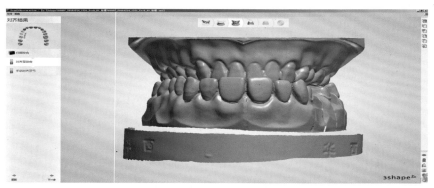

图2-133　扫描咬合关系

（7）分别扫描代型后，完成扫描（图2-134）。

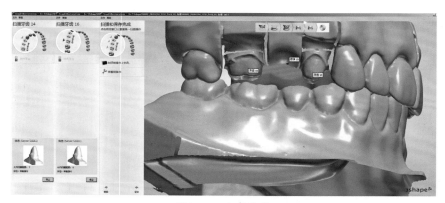

图2-134　扫描代型

2．设计。

（1）设置修复体的就位道方向（图2-135）。

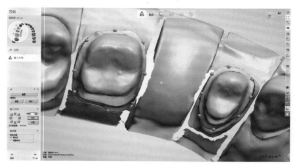

图2-135　设置就位道方向

（2）在数字化模型上标记修复体的边缘位置（图2-136）。

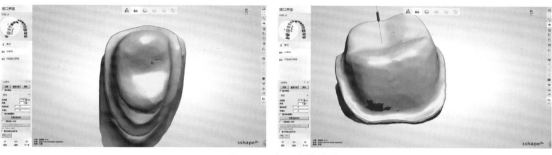

图2-136 标记边缘位置

（3）设置修复体的粘接剂间隙、平滑距离等基本参数（图2-137）。

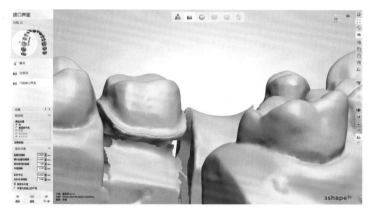

图2-137 设置基本参数

（4）单击"下一步"，系统自动生成义齿外形，运用移动选择和缩放工具可以对义齿位置进行修改（图2-138）。

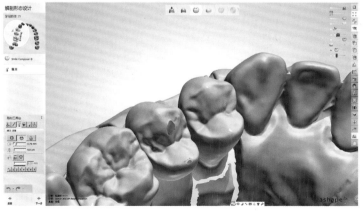

图2-138 调整修复体位置

（5）单击"下一步"，通过设计工具选项对外形进行修改，设置"适应调整"下的相关参数来调整义齿触点松紧度与咬合关系（图2-139）。

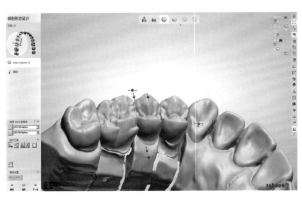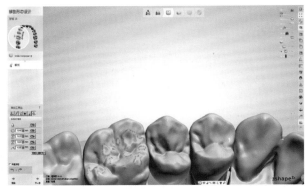

图2-139　调整修复体形态

（6）调整修复体的连接体位置和横截面积以满足临床需要（图2-140）。

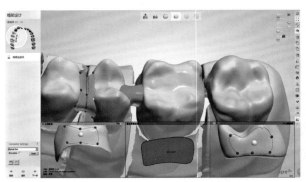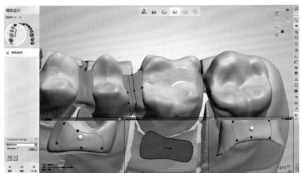

图2-140　调整连接体位置和横截面积

（7）单击"下一步"，系统自动生成解剖型内冠形态，适当进行调整后完成设计（图2-141）。

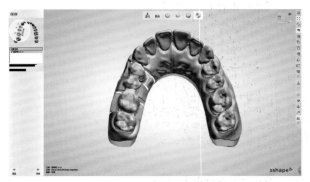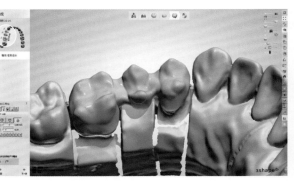

图2-141　完成设计

3. 3D打印排版。

（1）点击桌面的"3Shape CAM"图标开启CAMbridge排版软件。点击导入订单，将设计的义齿：stl格式数据导入软件（图2-142）。

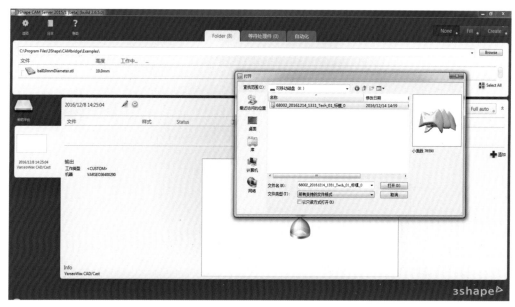

图2-142　导入.stl格式数据

（2）调整修复体的放置方向，最好能够在不影响打印精度的前提下选择打印时间最少的方向。打印的修复体最好放置在中间位置（图2-143）。

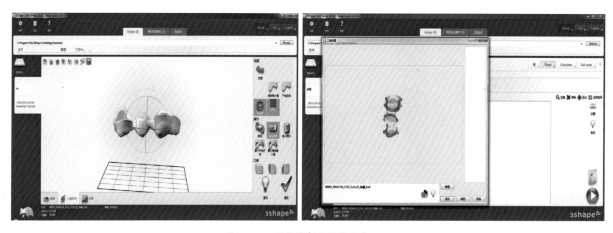

图2-143　调整修复体放置方向

（3）放置支撑杆，完成排版，将数据保存在U盘里，以便下一步打印使用（图2-144）。

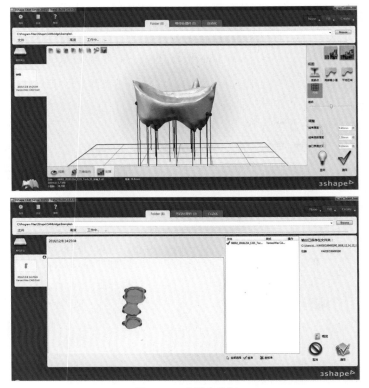

图2-144　放置支撑杆

4．3D打印。

开启Bego Varseo 3D打印机电源，机器会自动自检。之后将材料盒放入打印机仓中。关好仓门，插上存有排版好数据的U盘，即可开始打印。

注意事项

1．扫描预备体时应注意细微结构的清晰完整。

2．打印时不要直视打印机，以免损伤眼睛。

3．取打印好的材料时要戴手套，以免腐蚀。

思考题

1．要取得一个准确的光学印模应该注意些什么？

2．底冠设计的要点是什么？

3．其他类型的义齿应该怎样进行CAD/CAM设计制作？

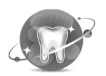

第三章

可摘局部义齿实验

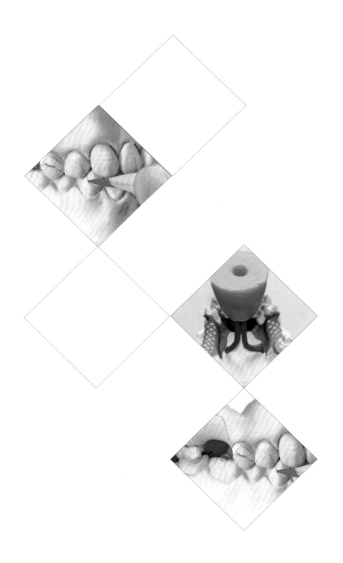

第一节 初步认识可摘局部义齿

实验一 初步认识可摘局部义齿

（4学时）

○ 目的要求

1. 通过观看录像，对口腔可摘局部义齿及其制作方法有初步的了解。
2. 了解可摘局部义齿的基本组成部分。

○ 实验用品

可摘局部义齿制作教学录像，可摘局部义齿标本等。

○ 方法和步骤

1. 分发个人使用的实验器械。
2. 讲解实验课的基本要求。
3. 在指导老师的组织下观看录像和可摘局部义齿标本。

注意事项

1. 保管好个人使用的实验器械，若损坏或丢失，应照价赔偿。
2. 爱护实验标本。
3. 遵守秩序和实验室规定，白大褂穿着工整，不高声喧哗。

思考题

可摘局部义齿的基本组成部分有哪些？各自的作用是什么？

第二节 印模和模型灌注、修整

实验一 印模消毒和模型灌注、修整

（4学时）

○ 目的要求

1. 了解印模和模型的种类。
2. 了解印模和模型材料的性质。
3. 掌握印模消毒和模型灌注的基本步骤和方法。
4. 掌握印模和模型的基本要求。
5. 掌握模型修整的方法。

○ 实验用品

印模托盘、藻酸盐印模材料、标准模型、普通石膏、橡皮碗、石膏调拌刀、石膏刀、玻璃板、振荡器、石膏打磨机、电子天平、量筒、雕刀、直尺等。

○ 方法和步骤

1. 印模复制。

选择大小合适的托盘，将标准模型充分浸泡，用专用量杯量取2/3杯水，倒入橡皮碗中。用勺子量取两平勺藻酸盐印模材料倒入橡皮碗中，使用石膏调拌刀调拌。调拌时需施加压力，使印模材料吸水均匀。将印模材料放入托盘内，用调拌刀取少量印模材料，涂抹到润湿的标准模型上结构复杂以及易产生气泡的部位，将模型压入印模材料中（图3-1）。待印模材料凝固后取出模型。

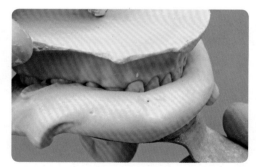

图3-1 翻制印模

2. 灌注模型。

在橡皮碗中加入量杯量取11 ml水，然后加入按比例称量的50 g超硬石膏粉，用调拌刀搅拌均匀，在振荡器上振动橡皮碗，以排出空气。如采用真空调拌则可直接灌注。将印模置于模型振荡器上，取少量石膏置于腭顶或舌侧较高部位，使石膏逐渐缓慢流入并充满印模的每一牙冠部分（图3-2）。继续灌注石膏，直至盛满整个印模，并尽量多堆一些石膏。

将剩余的石膏堆积在玻璃板上，然后将印模翻转置于玻璃板上。轻轻加压，使托盘顶部与玻璃板平面平行。修整周围多余的石膏及下颌的舌侧石膏以形成底座。待石膏发热再冷却凝固后（约0.5 h），修整模型周缘包绕托盘外缘的石膏。分离模型，顺牙长轴方向小心脱模取出。

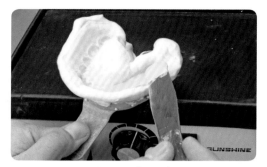

图3-2　灌注石膏

3. 修整模型。

（1）工作模型的修整。脱模后应及时利用模型修整机磨去模型周边多余的部分，用雕刀或石膏刀修去咬合障碍和黏膜反折处的边缘。下颌模型的舌侧亦要修平，使模型整齐、美观，以便于义齿的制作。

（2）记存研究模型的修整。为了便于观察、检查和保存，记存研究模型的修整有一定的要求。研究模型以唇颊侧的黏膜反折处为界，分为两部分：向𬌗面为解剖部分，向底面为基底部分。基底部分的高度占解剖部分高度（从尖牙牙尖到前庭沟的高度）的1/3 ～ 1/2。用模型修整机修整记存研究模的方法如下。

1）用直尺量取上颌模型从尖牙牙尖到前庭沟的距离，再增加1/3 ～ 1/2的长度，作为上颌模型的高度，使上颌模型的底面与𬌗平面平行。

2）使上颌模型底座的后壁与模型的底面及牙弓中线垂直；使两边的侧壁与前磨牙、磨牙颊尖的连线平行；使前壁成尖型，其尖正对中线。

3）将上颌模型的后壁与侧壁所形成的夹角磨去，使其成为一段短夹壁。夹壁与原夹角的平分线垂直。

4）将上、下颌模型对合起来，使下颌模型的底面与上颌模型的底面平行。上、下颌模型对合后的总高度约等于上颌模型高度的2倍。

5）以上颌模型为基准，修磨下颌模型的后壁、侧壁及夹壁。

6）将下颌模型的前壁磨成一弧形，约与牙弓前部弓形一致。

记存研究模型亦可在灌注模型时用成品橡皮托来成型模型的底座（图3-3）。修整完成的记存模型如图3-4所示。

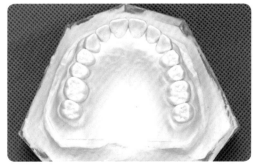

图3-3　成型底座

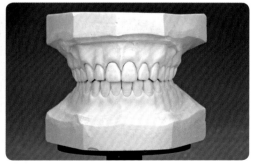

图3-4　记存模型

注意事项

1．模型消毒清洗以后一定要吹干再灌注，否则会导致表面缺陷及强度下降。印模应及时灌注，以防脱水及过分吸水后膨胀变形。

2．灌注时，应先使石膏逐一缓慢流入牙冠部位，以防止产生气泡。制作模型底座时，加压不可过大，以防止印模变形。

3．如有孤立牙，应加增力结构（如钢丝），以防脱模时石膏牙折断。

4．调拌印膜材料时，应先水后粉，边调拌边加压。

思考题

灌注印模时应注意哪些问题？

第三节 前牙活动桥的制作

实验一 支架弯制

（8学时）

○ 目的要求

1. 通过A1B1缺失时，A4B4间隙卡环的弯制，掌握间隙卡环弯制的方法步骤及要点。
2. 熟悉各种器械的正确使用方法。

○ 实验用品

工作模型、切断钳、长臂钳、日月钳、三喙钳、20#不锈钢丝、红蓝铅笔、酒精灯、蜡刀、蜡刀架、电烙铁、焊锡、磷酸焊媒、微型打磨机、砂石、火柴、雕刀、小毛笔、有色石膏、模型观测仪等。

○ 方法和步骤

1. 模型观测和画导线。

将工作模型固定在模型观测仪的观测台上，使模型的𬌗平面与观测台底座平行，即模型不倾斜，画出基牙的观测线（图3-5）。本实验的工作模型采用垂直就位，在基牙上设计Ⅰ型卡环，卡环固位端进入倒凹的深度为0.5 mm。此深度可以用倒凹深度测量杆确定。画出基托范围和支架设计图（图3-6）。

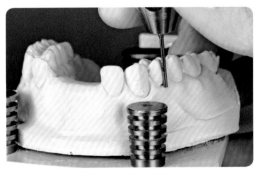

图3-5 模型观测

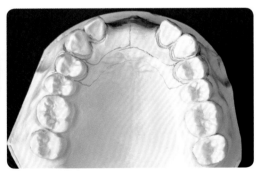

图3-6 支架设计图

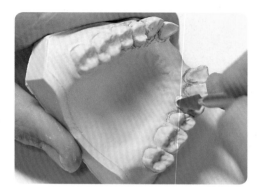

图3-7 填补倒凹

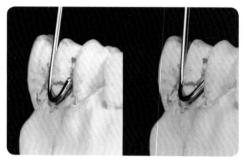

图3-8 进入颊外展隙

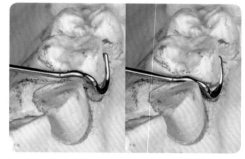

图3-9 进入𬌗外展隙

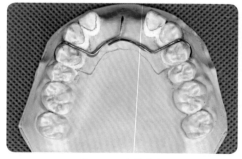

图3-10 弯制完成

2. 填补倒凹。

填补基牙舌侧、邻面及基托范围内的软组织倒凹，基牙颊侧的倒凹不填。先将模型局部浸湿，调拌有色石膏填补倒凹，然后用雕刀去除多余的石膏（图3-7）。

3. 支架弯制（间隙卡环的弯制）。

（1）弯制卡环臂。取20#不锈钢丝一段。用微型打磨机将钢丝的一端磨圆钝，先目测基牙A4牙冠弧形的大小，右手握长臂钳夹紧钢丝的圆钝端，左手执钢丝，中指、无名指、小指夹住钢丝，食指顶在钳喙上作支点，拇指压住钢丝，两手同时向外旋转用力迫使钢丝形成所需要的弧形；形成弧形后，在模型上比试、调整。在卡环的近体处可用三喙钳做适当的弯曲使卡环臂贴靠颊外展隙（图3-8）。

（2）弯制卡环体。卡环臂形成后放在模型上比试，在钢丝位于颊𬌗边缘嵴处，用红蓝铅笔做一记号，长臂钳夹着记号稍下方（约1 mm处）调整钢丝的方向，使之与𬌗面隙卡间隙的方向相一致。经比试、调整，使之与𬌗面隙卡间隙完全贴合（图3-9）。

（3）弯制连接体。在卡环体位于基牙舌侧𬌗边缘嵴处做记号，弯丝钳夹住记号稍后方处的钢丝，左手向下压钢丝形成略小于90°的转弯。目测转弯处到腭侧龈乳突处的距离。再将钢丝翘起放回模型上比试、调整，使钢丝沿着预先设计的连接体走向逐渐向前延伸，与组织面形态大体一致，并离开组织面0.5 mm。

（4）用同样的方法弯制B4的间隙卡环，使其连接体与另一隙卡的连接体有一定的水平重叠（图3-10）。

4. 支架焊接。

（1）检查支架的各部分位置准确与否。用蜡在远离焊接的地方（一般在邻面固定，不影响咬合时也可以在𬌗面固定）将两个卡环分别固定。

（2）在两个隙卡连接体接触的地方涂少量的焊媒，然后用烧热的电烙铁将焊锡熔化后焊接连接点（图3-11）。

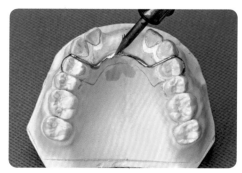

图3-11 焊接

注意事项

1. 除卡环尖的部分进入倒凹区外，其他部分均不进入倒凹。

2. 应避免在同一点反复弯折钢丝，夹持要稳，防止打滑，减少钳痕，避免尖锐的弯曲，以防应力集中。

3. 操作一定要有支点，动作要轻，不要损伤模型，尤其颊腭两侧转弯处。

4. 转弯记号一定要准确，钳夹位置一定要得当。

5. 连接体的走行方向应与基托的易折线垂直，连接体最好位于塑料基托的宽度和厚度中间。

6. 卡环连接体的末端应超过下前牙的咬合着力点。

7. 用蜡固定时，切忌将蜡滴到需要焊接的地方，以免影响焊接。

8. 焊接时应注意固定支架，以免引起支架移位，同时焊接不宜过多、过厚。

思考题

1. 间隙卡环弯制过程中如果在转弯时损伤了工作模，戴牙时将会造成什么影响？

2. 支架焊接时如果支架产生移位，将对义齿产生什么后果？

实验二 排牙和制作蜡型

（8学时）

○ 目的要求

1. 掌握排列前牙的方法和步骤。

2. 掌握基托蜡型的制作方法和步骤。

3. 熟悉各种器械的正确使用方法。

◦ 实验用品

弯制好支架的A1B1缺失的工作模、上颌A1B1成品塑料牙、酒精灯、红蜡片、蜡刀架、蜡刀、雕刀、蜡盘、喷灯、火柴、红蓝铅笔、微型打磨机、砂石。

◦ 方法和步骤

1. 选择人工牙。

以余留牙为依据选择颜色、形态、大小合适的A1B1两颗成品塑料牙。

2. 排牙。

（1）将选好的A1B1人工牙一起放在模型的缺隙处比试，如果过宽，先对称地磨改两中切牙的宽度（尽量不磨改近中面）。

（2）根据邻牙的牙冠的长短及覆𬌗、覆盖关系，对称地磨改两中切牙的盖嵴部，形成与邻牙协调的颈缘。

（3）在模型上调整其扭转度及倾斜度，使之与牙弓、颌弓一致。两中切牙的近中接触点恰好在中线上，并与对颌牙建立良好的𬌗关系。

（4）用蜡将成品牙固定在缺隙内（图3-12）。

3. 蜡型制作。

（1）确定基托蜡型的伸展范围。在工作模上用铅笔画出基托蜡型的边缘线。基托在天然牙的腭侧边缘应位于导线之上或与导线一致，且不妨碍对颌牙的咬合。唇侧基托的边缘线应根据缺失处唇侧牙槽嵴的丰满度而定。丰满者可不设计唇基托，只须用小刀将人工牙颈缘处的石膏模型轻轻刮除约0.5 mm。

（2）上蜡。可采用滴蜡法和铺蜡法，前者常用于制作小范围基托，后者常用于大面积的基托制作。通常情况下两者交替使用。先用滴蜡法将0.5 mm的蜡滴到组织面，再按要求将蜡片采用"烘""压""烫""喷""雕"的方法进行蜡型雕塑（图3-13）。蜡型厚度为1.5～2.0 mm，边缘圆钝并可略加厚（图3-14）。

（3）吹光蜡型。用喷灯将蜡型按一定的方向吹光，并保持原来的外形（图3-15）。

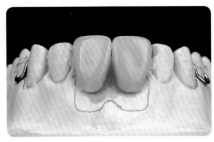

图3-12 排牙

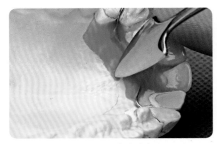

图3-13 蜡型雕塑

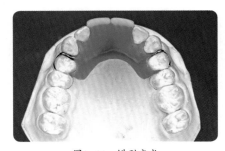

图3-14 蜡型完成

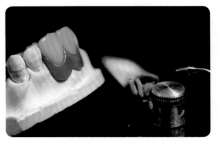

图3-15 吹光蜡型

注意事项

1. 选牙时应注意邻牙的颜色、形态，缺牙间隙的大小，尽量与邻牙协调。
2. 排牙时，尽量不要磨改近中面，两牙的近中接触点与中线一致。
3. 基托伸展范围大小要合适，厚度要适宜，边缘圆钝，表面光滑，颈缘清楚，边缘封闭良好。
4. 缓冲区、骨突区基托应适当加厚，便于缓冲。
5. 吹光蜡型时，应注意火焰的大小、距离、方向，应让蜡保持融而不流的状态。

思考题

排列A1B1两颗中切牙时，应注意什么问题？

实验三 装盒（混装法）

（4学时）

○ 目的要求

1. 掌握装盒的种类以及各种类型的装盒方法。
2. 掌握混装法的方法、步骤及适用范围。

○ 实验用品

制作好的A1B1缺失可摘局部义齿蜡型、型盒、白石膏、橡皮碗、石膏调拌刀、雕刀、排笔、手术刀、石膏模型修整机、毛笔、肥皂等。

○ 方法和步骤

1. 检查义齿蜡型。

装盒前应再次检查义齿蜡型，发现问题及时补救。

2. 选择型盒。

根据需要，选择大小合适、上下型盒对合良好、盒盖完整、下盒底板密合的型盒。

3. 模型修整。

（1）模型浸泡吸足水分。

（2）先用石膏模型修整机和手术刀修去模型上与蜡型无关的部分（包括修平基牙的牙尖部分），形成与选择型盒的大小、高度相适应的大小和厚度，要求模型置于下层型盒时，蜡型基托的下边缘与下层型盒的上缘平齐或略低，装上层型盒后人工牙的最高点距上层型盒的上缘至少5 mm（图3-16）。

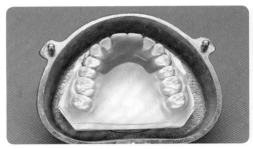

图3-16　型盒选择

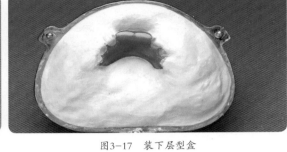

图3-17　装下层型盒

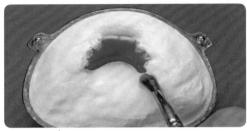

图3-18　涂分离剂

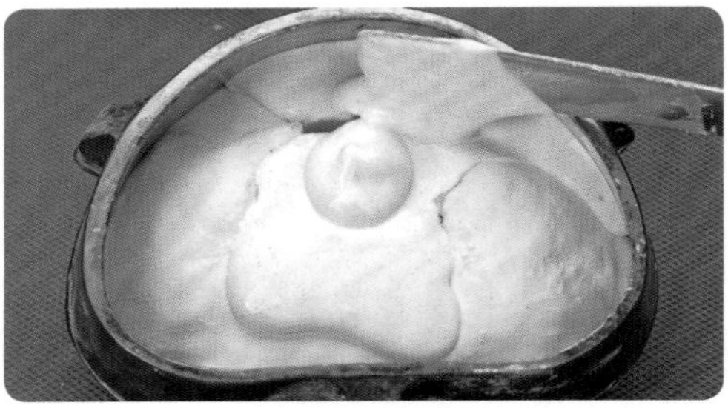

4. 装盒设计（混装法）。

5. 装下层型盒。

（1）包埋固定。将按比例调拌好的石膏倒入下层型盒至1/2～2/3处。振动型盒边缘，排除石膏内的气泡，将浸泡好的石膏模型平放于型盒中部的石膏内，使蜡基托的下边缘与下层型盒上边缘平齐。用石膏将模型支架及石膏牙全部包埋（图3-17）。

（2）暴露蜡型。蜡型在不形成倒凹的情况下尽量暴露。

（3）抹光表面。在石膏未完全凝固之前，用水徐徐冲洗，用手指将石膏表面抹光，形成一光滑而无倒凹的斜面，用排笔洗去人工牙舌面及蜡基托上的石膏，同时除去下层型盒边缘的石膏。

图3-19　装上层型盒

6. 灌注上层型盒。

待下层型盒的石膏凝固后，用毛笔在下层型盒石膏表面均匀涂布一层肥皂水作为分离剂（图3-18），尽量不要涂在人工牙和蜡型表面，合上上层型盒。调拌石膏，先用毛笔蘸取石膏在蜡型表面涂布一层，然后缓缓地从型盒的一侧注入石膏，边注入边振荡，直至充满上层型盒的所有部分（图3-19），盖上型盒盖加压挤出上层型盒多余的石膏，静置。

🔧 注意事项

1. 石膏的调拌比例应适当，过稀会影响强度，过稠则易形成气泡。
2. 装下层型盒时，蜡型暴露要充分，但又不能形成倒凹。
3. 装上层型盒时，石膏不宜注入过快，并应边注入边振荡。
4. 孤立基牙不要靠近型盒壁，应保持10 mm以上的距离。
5. 模型修整时，不要损伤支架蜡型和人工牙。

第四节　后牙简单活动桥

实验一　上简单𬌗架

（4学时）

○ 目的要求

1. 熟悉模型观测和画导线的方法。
2. 掌握模型上简单𬌗架的方法。

○ 实验用品

A6缺失工作模型、模型观测仪、简单𬌗架、红蓝铅笔、酒精灯、蜡刀、蜡刀架、火柴、雕刀、小毛笔、有色石膏、模型修整机等。

○ 方法和步骤

1. 模型观测和画导线。

模型观测和画导线参见本章第三节实验一。模型观测如图3-20所示。

2. 画出基托范围。

用红铅笔在缺牙区的牙槽嵴顶、舌侧画出基托的范围，基托的前缘位于A56交界处，后缘位于A67交界处。基托的颊、舌边缘位于前庭沟及口底黏膜转折处，以不妨碍黏膜活动为宜。

3. 填补倒凹。

填补基牙舌侧、邻面及基托范围内的软组织倒凹，基牙颊侧的倒凹不填。先将模型局部浸湿，调拌有色石膏填倒凹，然后用雕刀去除多余的填凹石膏（图3-21）。

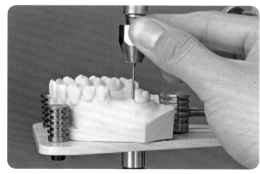

图3-20　模型观测

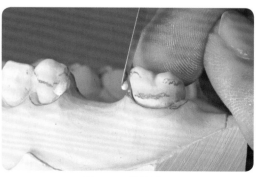

图3-21　填补倒凹

4. 上简单𬌗架的方法。

（1）将模型按正中咬合关系对好，画标记线（图3-22）。临床工作中，工作模型如果不能准确对位，需咬口内蜡𬌗记录后再进行准确对位。在颊面滴蜡以固定模型，滴蜡时注意不能影响咬合高度。

（2）准备𬌗架。调整升降上颌体的螺钉，使上、下颌体之间的高度适当。固定所有的螺钉，使𬌗架只能做开闭运动（图3-23）。

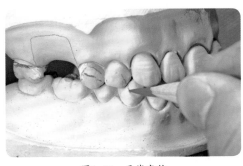

（3）若模型过高，使用模型修整机进行修整，在模型底面制备固位沟，将模型在水中充分浸湿。

（4）将𬌗架置于玻璃板上，调拌石膏放在下颌体上，将下颌模型固定在下颌体上。

（5）按照咬合关系对位上颌模型，用石膏固定上颌模型于上颌体上。注意必须使调节上颌体升降的螺钉顶部与上颌体保持接触。趁石膏未固化前修去多余石膏，抹光表面（图3-24）。

图3-22 画线定位

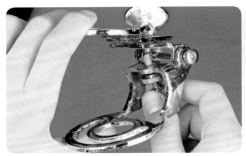

图3-23 调整𬌗架

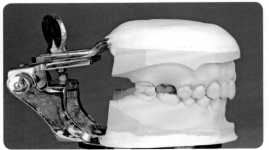

图3-24 上𬌗架完成

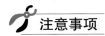 **注意事项**

1. 模型上𬌗架时必须将咬合关系准确复位，否则会影响后续的制作。

2. 填补倒凹时不能过量，不能在导线以上部分添加石膏，否则会影响义齿的适合性。

实验二　支架弯制

（8学时）

目的要求

1. 掌握三臂卡环的制作方法。
2. 熟悉弯制𬌗支托、铸造𬌗支托的方法。

实验用品

工作模型、红蓝铅笔、切断钳、日月钳、长臂钳、20#不锈钢丝、18#不锈钢丝压制的钢片、酒精灯、蜡刀、蜡刀架、电烙铁、锡焊、磷酸焊媒、微型打磨机、砂石、火柴、雕刀等。

方法和步骤

1. 𬌗支托的制作。

（1）弯制𬌗支托。将18#不锈钢片一端磨成与双尖牙支托凹相协调的形状和大小，将钢片放入双尖牙支托凹内，在向龈方弯制处做第一处标记，目测支托连接体𬌗龈向高度做第二处标记，目测支托连接体近远中向长度并做第三处标记（图3-25）。然后用长臂钳在第一处标记处向龈方弯制形成双尖牙的远中𬌗支托。在第二标记处向远中弯制形成小连接体，经过缺牙间隙在第三处标记处再向𬌗方弯制，在第二磨牙的近中支托凹处标记并弯制形成第二磨牙的近中𬌗支托，在比预计长度略留长0.5 mm处剪断钢片（图3-26）。同法修磨成与支托凹一致的大小和外形。弯制也可从远中基牙开始进行。要求小连接体不能进入基牙邻面倒凹，且离开模型0.5~1 mm。用蜡将支托暂时固定在模型上，一般在基牙邻面处固定，不要在𬌗面及缺隙的中间部位固定，以免影响咬合和焊接，且用蜡不可过多。

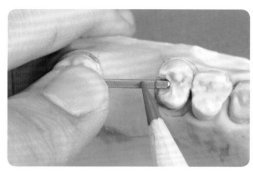

图3-25　𬌗支托标记

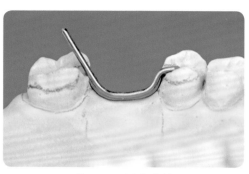

图3-26　𬌗支托弯制

（2）铸造𬌗支托。将直径1.5 mm的铸道蜡轻轻压扁至厚1 mm。将压扁的蜡条按缺牙间隙弯制成"U"形，"U"形的两端分别压入支托凹内。使用热的蜡刀将支托凹内蜡烫熔，使其与支托凹完全贴合。修整支托𬌗面形态呈勺形，并不影响咬合（图3-27）。保证边缘嵴处支托的厚度以防折断。在缺牙位牙龈区安插铸道，支托蜡型从模型上取下时应避免蜡型变形。包埋铸造并打磨抛光（图3-28）。

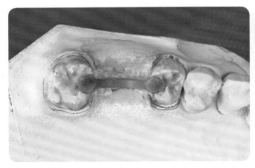
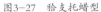

图3-27　𬌗支托蜡型

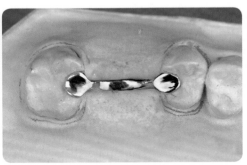

图3-28　铸造𬌗支托完成

2. 弯制卡环。

用日月钳和长臂钳弯制卡环，顺序一般为颊侧固位臂—连接体—舌侧对抗臂。弯制前20#不锈钢丝的前端先打磨圆钝。弯制第二磨牙的颊侧固位臂时，要求卡环臂尖端进入远中邻面颊外展隙的倒凹区，卡环臂与轴面呈线接触并与颈缘外形相协调，至近中邻面轴角外形高点线处形成卡环肩，卡环肩不能进入倒凹区，由此处斜向近中舌侧方向弯下，形成卡环连接体，在高于支托组织面一根钢丝直径的位置向近中弯制，使钢丝与支托平行，在不超过缺隙中份的位置向舌侧弯制，颊舌走向部分钢丝与支托接触（图3-29）。在支托颊舌向中份位置将钢丝向远中弯回，与颊侧对称，形成第二磨牙的舌侧对抗臂的卡环肩，对抗臂肩部比固位臂肩稍平。然后顺导线外形弯制舌侧对抗臂，与基牙舌面呈线接触，末端进入舌侧远中外展隙。注意对抗臂不能进入倒凹区（图3-30）。用同法弯制第二前磨牙固位臂及对抗臂。卡环的末端稍留长，修圆钝并打磨到所需长度。最后在卡环颊面或末端加蜡固定卡环。

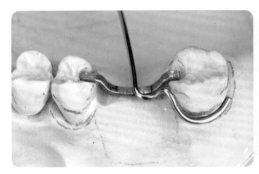

图3-29　固位臂弯制

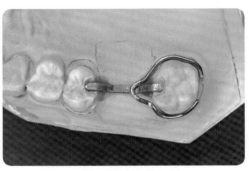

图3-30　对抗臂弯制

3. 固定支架。

在𬌗支托、卡环相互接触的小连接体处涂少量焊媒，然后用烧热的电烙铁将焊锡熔化，焊接连接点，使三个部分连接成一个整体（图3-31）。

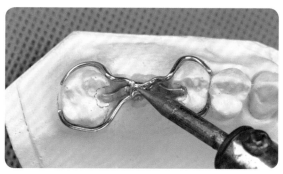

图3-31　焊接

注意事项

1. 除固位臂的卡环尖进入倒凹区外，其他部位均不进入倒凹。锻丝卡环固位臂的固位部分进入倒凹的深度为0.5 mm。

2. 弯制卡环时应参考对颌模型，卡环各部分特别是卡环肩应距对颌牙有1 mm以上的间隙。

3. 应避免在同一点反复弯折钢丝，夹持要稳，防止打滑，减少钳痕。避免尖锐的弯曲，以防止应力集中。

4. 在模型上试卡环、支托时，注意轻拿轻放，勿磨损模型。

思考题

1. 导线的种类与卡环类型有何关系？
2. 三臂卡环的各部分与基牙和黏膜的正确关系是什么？

实验三　制作蜡型

（8学时）

○ 目的要求

1. 掌握可摘局部义齿蜡型的制作方法和步骤。
2. 复习所雕刻牙体的解剖外形，掌握其解剖生理特征。

○ 实验用品

本章第四节实验二中弯制好支架的工作模型、酒精灯、红色基托蜡片、蜡刀、蜡刀架、雕刀、蜡盘、酒精喷灯、火柴等。

○ 方法和步骤

1. 形成基托蜡型。

按照画出的基托范围形成基托蜡型，可采用滴蜡法或铺蜡法。采用滴蜡法时先滴出边缘的范围和厚度作为基托厚度参照，然后滴满边缘以内的范围。采用铺蜡法时将两层厚度的基托蜡烤软，置于缺牙间隙处，用手指将其压至与黏膜贴合，用雕刀切除基托边缘线以外多余的蜡，修整形成基托外形。也可在基托范围内先均匀滴一层厚约0.5 mm的蜡，然后再铺一层基托蜡。修整基托厚度到1.5～2 mm，修光表面，边缘线必须封闭、略圆钝并稍增厚（图3-32）。

2. 蜡牙的雕刻。

（1）形成咬合印迹。在缺牙间隙处放置相当于间隙大小的烤软的殆堤，也可用滴蜡法形成殆堤，趁蜡尚软时，将对颌模型按咬合线对好并咬到正中殆位，获得缺失牙与对颌的咬合印迹（图3-33）。如有不足，可添蜡以后再次咬合。同时参照邻牙轴面，加蜡形成略比邻牙大的轴面外形及正常的颊舌面覆殆、覆盖关系。

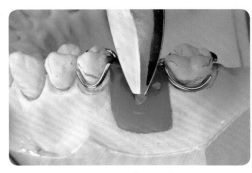

图3-32　基托加蜡

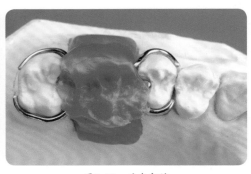

图3-33　咬合印迹

（2）颊面成形。先雕刻颊侧颈缘线的外形，颈缘高度及形态参照邻牙，然后形成邻间隙及颊侧轴面外形。注意外形高点线的位置。颈缘不宜过深，否则会导致该处基托变薄，强度不足，易折断。

（3）舌面成形。先雕刻舌侧颈缘线，颈缘线比颊侧浅而圆钝，然后形成舌外展隙及舌侧轴面外形。同样注意外形高点线的位置。

（4）𬌗面成形。按照咬合印迹先确定颊舌尖、中央沟、颊舌沟的位置，确定近远中向边缘嵴位置。然后刻画窝沟点隙、沟裂及牙尖，雕刻出𬌗面外形，最后用对𬌗模型检查咬合情况，完成蜡型（图3-34）。

3．精修。

用酒精喷灯吹光蜡型表面（图3-35）。注意掌握火焰与蜡型的距离及火焰的力度。𬌗面尽量不吹光。

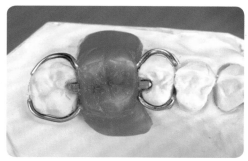

图3-34　完成蜡型

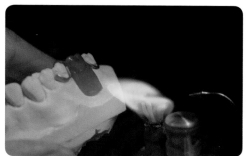

图3-35　吹光

注意事项

1．雕刻蜡型时，手指应有稳定的支点。

2．形成咬合印迹时，应先浸湿对𬌗模型，并趁蜡尚软时咬合。咬合时，一定要确认已达到正中𬌗位，否则就会形成咬合高点。

3．应形成正常的外展隙外形，否则牙齿外形会缺乏立体感。

4．上、下牙齿之间应为点或小面接触而非完全的面接触，因此在雕刻𬌗面外形时只需保留所需的咬合点，剩余部分形成沟窝外形而脱离接触。

思考题

1．上颌第一磨牙的解剖形态特点是什么？

2．为什么吹光时𬌗面尽量不吹光？

实验四 装盒（混装法）

（4学时）

装盒（混装法）同本章第三节实验三。选择型盒如图3-36所示，装下层型盒如图3-37所示，涂分离剂如图3-38所示，装上层型盒如图3-39所示。

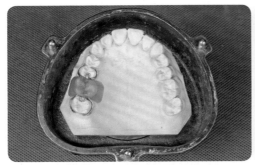

图3-36 选择型盒

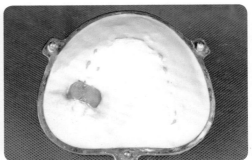

图3-37 装下层型盒

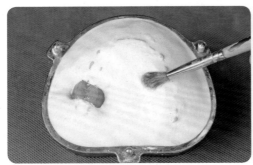

图3-38 涂分离剂

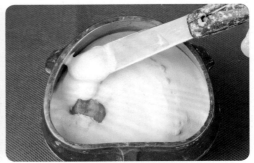

图3-39 装上层型盒

附：装盒的三种类型

1. 正装法。其特点是模型、人工牙、基托和支架全部固定在下层型盒，塑料完全充填在下型盒。主要用于前牙缺失不设计唇基托的可摘局部义齿（图3-40A）。

2. 反装法。其特点是仅模型在下层型盒，基托、人工牙等翻置到上层型盒，充填塑料在上层型盒完成，用于全口义齿（图3-40B）。

3. 混装法。其特点是模型和支架固定在下层型盒，人工牙翻置到上层型盒，充填塑料时人工牙在上层型盒完成，而基托在下层型盒充塞，适合于大部分可摘局部义齿（图3-40C）。

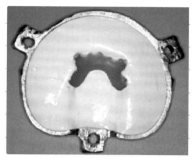 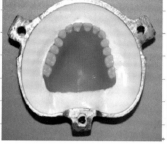 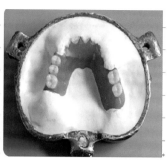

A　正装法　　　　　　　　　B　反装法　　　　　　　　　C　混装法

图3-40　装盒的三种类型

注意事项

1. 装下层型盒时，应用石膏包埋好支架，同时消除石膏倒凹，并涂布分离剂，以防开盒时损坏模型。

2. 装上层型盒时，应从一侧逐渐灌入石膏，边灌边振荡，防止形成气泡。

3. 装盒时，石膏调拌比例应适当，过稀则强度变低，过稠则易埋入气泡。

思考题

1. 装盒的方法有哪几种？各自的适用范围是什么？

2. 为什么下层型盒的表面不能形成倒凹？

实验五　简单活动桥去蜡、充填塑料和热处理

（4学时）

○ 目的要求

1. 掌握去蜡、充填塑料的方法。

2. 掌握热处理的程序和方法。

3. 熟悉热处理设备的使用方法。

○ 实验用品

工作模型和蜡型、去蜡机、型盒夹、雕刀、石膏刀、分离剂（藻酸盐）、毛笔、调拌杯、调拌刀、热凝塑料（造牙粉和牙托粉）及牙托水、玻璃纸、型盒压榨器、热处理机等。

○ 方法和步骤

1. 去蜡。

在装盒石膏完全硬固后，将型盒置于沸水中数分钟（视型盒大小放置5~10 min），使蜡受热软化。然后用石膏刀将上、下型盒撬松，分开上、下型盒，除去软化的蜡。将上、下型盒置于准备好的去蜡机内约2 min，冲尽残余的蜡，并用雕刀修去石膏印模锐利的边缘。无去蜡机时可用沸水冲去残蜡（图3-41）。

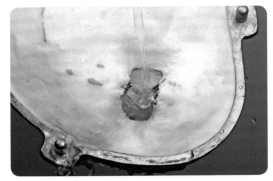

图3-41 冲蜡

2. 涂布分离剂。

用毛笔将分离剂（藻酸盐）涂布于上、下型盒石膏表面，应避免涂在人工牙或支架上，否则会造成人工牙与基托分离（图3-42）。

3. 充填塑料。

（1）充填人工牙。在调拌杯中加入白色造牙粉，加适量的牙托水直至液体刚好没过粉体，调拌均匀后加盖。到达面团期时取相当于一个牙量的塑料，轻揉成团，置于上型盒人工牙的牙印迹内，用拇指和食指或左、右手的食指从近远中方向压紧（图3-43）。

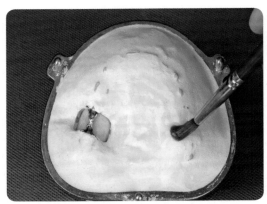

图3-42 涂布分离剂

（2）充填基托。待人工牙塑料稍固化后，同法调拌适量的基托塑料（牙托粉），置于下型盒的基托部位，量略大于基托的厚度（图3-44）。将湿的玻璃纸置于上、下型盒之间，就位上、下型盒，放在型盒压榨器上缓缓加压，挤出过多的塑料（图3-45）。打开型盒检查，用雕刀修除过多的塑料。如塑料不足，则涂少许单体以后添加塑料再行加压。揭去玻璃纸，仔细检查。在人工牙及相应基托表面涂少许单体，将上、下型盒安装好，用压榨器加压并固定。

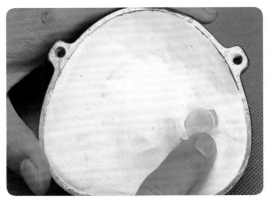

图3-43 充填人工牙

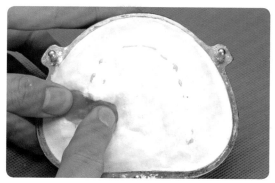

图3-44 充填基托

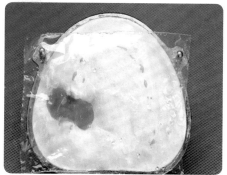

图3-45 加玻璃纸

4. 热处理。

将充填好塑料的型盒连同型盒夹一起置入热处理机内，按材料生产商推荐的程序设置好固化程序，进行热处理。简易固化程序：从冷水或温水缓慢加热到70℃左右，保持恒温30~60 min，然后加热到100℃，煮沸30 min，随热处理机自然冷却后可以开盒。

注意事项

1. 烫盒时间不可过长，否则蜡熔化后会渗入石膏，导致石膏松软、脱落和分离剂涂布困难。烫盒时间也不能过短，否则蜡未软化，开盒时易损坏模型。冲蜡前，尽量取出软化的蜡。

2. 去蜡后，石膏的菲边应修掉，否则在充填塑料时可能折断而埋入塑料中。

3. 需涂布分离剂，必要时在第一层分离剂表面再涂一层，否则石膏附于塑料表面后将难以去除。

4. 充填塑料时，应保持清洁。应待人工牙稍固化后再充填基托塑料，否则人工牙颈缘线可能不清晰。

5. 热处理前勿忘记完全取出玻璃纸，否则会造成人工牙与基托分离。

6. 塑料调拌比不恰当、充填不足、充填时机不恰当（充填过早或过晚）、热处理升降温过快等均可导致塑料出现气泡。

7. 压型盒时，应逐渐增加压力，避免将石膏压碎而导致义齿变形。

思考题

1. 热凝塑料调拌以后怎样分期？

2. 塑料加热固化时，为什么不能加热太快？

实验六　简单活动桥开盒、打磨和抛光

（4学时）

○ 目的要求

1. 掌握开盒、打磨抛光的方法和步骤。
2. 掌握打磨的基本原则。
3. 熟悉常用的打磨器械及其使用方法。

○ 实验用品

热处理后的型盒、雕刀、石膏刀、石膏剪、气凿、木锤、各型砂石针和打磨头、裂钻、微型打磨机、砂纸卷、布轮、绒轮、绒锥、抛光石英砂、抛光膏、蒸汽清洗机等。

○ 方法和步骤

1. 开盒。

先用石膏刀将上、下型盒撬开，用木锤轻敲型盒的四周和底部，使石膏和型盒分离。然后用石膏剪将义齿四周的石膏剪去（图3-46）。注意石膏裂缝不能通过义齿，否则会造成修复体损坏或卡环变形。剩余的少量石膏可用雕刀或气凿去除。

2. 打磨。

先用青果石打磨基托上的菲边，修整基托边缘外形（图3-47）。用轮

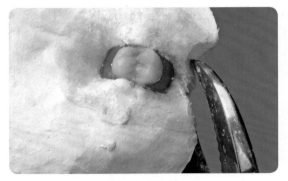

图3-46　剪石膏

形石或砂片打磨近远中边缘（图3-48），注意勿伤及卡环。用裂钻或小刀边石修整颈缘外形（图3-49）。用柱形石修整邻面进入倒凹区的多余塑料。如基托组织面有石膏或有凸起的小结，可用小裂钻或球钻去除。最后用砂纸卷轻磨基托表面，磨平、去尽一切打磨纹路。

3. 抛光。

先用湿布轮蘸湿石英砂进行初抛，然后用黑毛刷蘸抛光粉高度抛光基托光滑面和牙体轴面。𬌗面及外展隙可用绒轮和绒锥加抛光粉精细抛光。支托的𬌗面用橡皮轮和绒轮加抛光膏抛光。

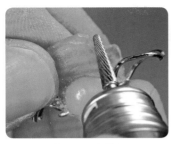
图3-47　磨菲边

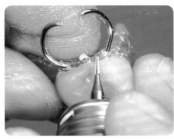
图3-48　打磨近远中边缘

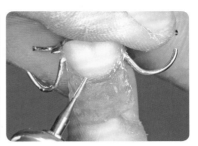
图3-49　修整颈缘外形

注意事项

1. 打磨、抛光应遵循从粗到细的原则。

2. 须先磨平才可能达到理想的抛光效果。

3. 邻面及外展隙不可磨除过多，以防止出现食物嵌塞，并注意勿伤及卡环。

4. 用布轮及黑毛刷轮抛光时不可干磨，须完全浸湿。

5. 布轮、绒轮的转动方向必须与卡环的伸展方向一致，否则高速旋转的抛光轮易挂住卡环而发生危险，可用手护住卡环。

6. 打磨、抛光只是一种表面处理，不应改变修复体的形状，尤其是人工牙部分，成品牙最好不做打磨。

思考题

1. 塑料热处理后为何不宜过早开盒？

2. 打磨、抛光时的基本原则是什么？

第五节　复杂可摘局部义齿支架和蜡型

实验一　A1B156缺失可摘局部义齿支架的制作

（8学时）

目的要求

1. 进一步巩固已掌握的支架弯制技术。
2. 掌握球拍卡环、单臂卡环、间隙卡环的弯制技术。

实验用品

A1B156缺失的工作模型、模型观测仪、红蓝铅笔、切断钳、日月钳、长臂钳、20#不锈钢丝、18#不锈钢丝压制的钢片、酒精灯、蜡刀、蜡刀架、电烙铁、锡焊、磷酸焊媒、微型打磨机、砂石、火柴等。

方法和步骤

1. 模型观测及画导线。

将模型固定在观测器上，𬌗平面与观测仪底座平行，画出导线（图3-50）。在B7上均设计三臂卡环，B4上设计单臂卡环，A4上设计间隙卡环，在B7近中𬌗缘和B4远中𬌗缘设计𬌗支托。

2. 画出基托范围，填倒凹。

在工作模上用红色铅笔画出基托的边缘线，包括在腭黏膜上的边界线和在上颌牙腭侧的边缘线。采用马蹄形的腭板设计，基托

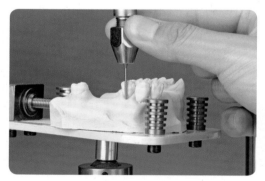

图3-50　模型观测

在天然牙舌侧的边缘应位于导线之上或与导线一致，且不妨碍与对颌牙的咬合。根据导线填补舌侧及基牙邻面倒凹，颊侧倒凹不填（图3-51）。

3. 𬌗支托的制作。

弯制或铸造𬌗支托，方法同本章第四节实验二（图3-52）。

4. 卡环的弯制。

（1）B7球拍卡环（图3-53）的弯制。将20#钢丝的前端磨圆钝，从B7颊侧面远中轴角开始，弯制卡环的固位臂，在近中颊轴角与导线的交点或稍上的非倒凹处弯制卡环肩，然后向龈方

弯下，形成小连接体，与殆支托小连接体相接触，然后钢丝再反向向远中舌侧及殆方弯曲，在B7近中舌轴角与导线交点处或导线的稍上处弯出对抗臂的卡环肩，然后顺导线外形弯出对抗臂，末端进入远中舌外展隙。钢丝稍留长0.5 mm，剪断，末端打磨到正常长度并使之圆钝，用蜡固定。

（2）B4单臂卡环（图3-54）的弯制。用20#钢丝同样从B4的近中颊外展隙开始弯制卡环固位臂及卡环肩，然后向龈方及腭侧弯制小连接体，使之与支托小连接体接触。钢丝跨过支托小连接体后，向龈方延伸一段后再向前弯折。末端进入A1B1的缺失间隙。

（3）A4间隙卡环（图3-55）的弯制。用20#钢丝从A4的远中颊外展隙的倒凹区开始弯制A4的固位臂，至近中颊外展隙，顺颊外展隙，经殆外展隙的隙卡沟后再顺舌外展隙向龈方弯下，沿着腭部弯制连接体部分。连接体应离开腭黏膜0.5 mm左右，末端与对侧单臂卡的连接体平行相接，用蜡固定。

5. 焊接

在支托、卡环相互接触的连接体处以及单臂卡与隙卡连接体平行相接处涂少许焊媒，用锡焊焊接成一整体（图3-56）。

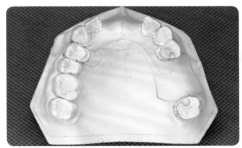

图3-51 填补倒凹

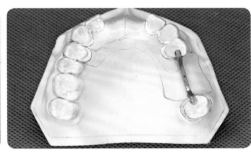

图3-52 弯制支托

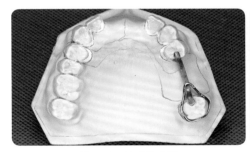

图3-53 B7球拍卡环

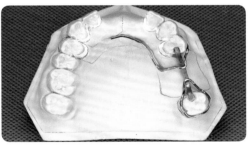

图3-54 B4单臂卡环

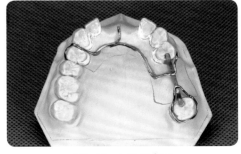

图3-55 A4间隙卡环

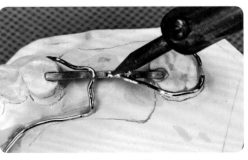

图3-56 焊接

注意事项

1. 注意卡环各部件与基牙的位置关系，除固位臂的固位部以外，卡环的其他部分均不能进入倒凹区。

2. 卡环肩的高度不能妨碍咬合，距对颌牙的𬌗面应至少1 mm。

3. 为了使连接体的末端不妨碍A1B1人工牙的排列，可先进行排牙，然后再弯制卡环。

思考题

单臂卡环与间隙卡环的区别是什么？

实验二　A1B156可摘局部义齿排牙及蜡型制作

（8学时）

目的要求

1. 掌握排列前牙的方法。

2. 掌握制作基托蜡型及雕刻A65人工牙的方法和步骤。

实验用品

弯制好支架的A1B156工作模型、成品塑料上颌前牙、酒精灯、红色基托蜡片、蜡刀、蜡刀架、雕刀、蜡盘、酒精喷灯、火柴、微型打磨机、砂石等。

方法和步骤

1. 确定上、下颌模型的咬合关系。

方法同本章第四节实验一。将模型按正中咬合关系对好，画标记线，如果不能准确对位，需咬口内蜡𬌗记录后再准确对位（图3-57）。

2. 基托蜡型的制作。

可采用本章第四节实验三"制作蜡型"所述的铺蜡法（用两层蜡）、滴蜡法或先滴0.5 mm然后再铺蜡（一层）的方法形成基托。注意边缘应与模型紧贴，无间隙。基托加蜡如图3-58所示。

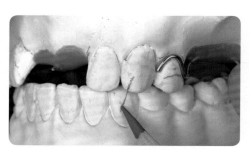

图3-57　定咬合

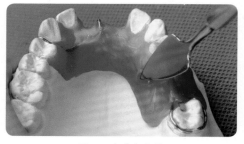

图3-58　基托加蜡

3. A1B1人工牙的排列。

选择两颗大小、形态适合的上颌中切牙排列于A1B1缺牙间隙内，要求在三向空间内均与邻牙协调，即唇舌向的位置及倾斜度、近远中向的位置及倾斜度、龈𬌗向的位置均与邻牙及对侧牙协调，并与下前牙有正常的覆𬌗、覆盖关系。排牙A1B1如图3-59所示。

4. B56人工蜡牙的雕刻。

基本方法与步骤同本章第四节实验三"制作蜡型"。B56咬合印迹如图3-60所示。注意牙的解剖外形特点。B56雕牙如图3-61所示。

5. 检查。

检查基托边缘封闭情况，精修，用酒精喷灯吹光蜡型表面（图3-62）。

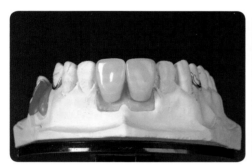

图3-59　排牙A1B1

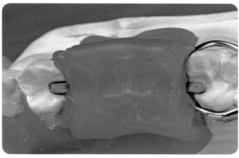

图3-60　B56咬合印迹

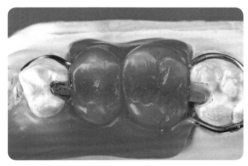

图3-61　B56雕牙

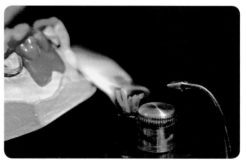

图3-62　吹光

注意事项

1. 基托范围小时可以采用滴蜡法成型基托，而基托范围较大时采用铺蜡法可提高效率。

2. 基托蜡必须与模型贴合，边缘封闭，否则会造成基托局部过厚或厚度不均，边缘封闭不良。

实验三 各种类型的卡环弯制（示教）

（4学时）

○ 目的要求

熟悉各种类型卡环的弯制方法。

○ 实验用品

工作模型、模型观测仪、红蓝铅笔、切断钳、日月钳、长臂钳、20#不锈钢丝等。

○ 方法和步骤

1. 尖牙卡环（图3-63）。

卡环臂的臂端置于唇面的近中，以利用倒凹和利于美观。卡环臂尽量向下，可贴靠龈缘，以利于美观和固位。卡环臂的臂端一定要绕过轴面角，到达邻面。卡环体不宜过高，以免妨碍排牙。

2. 环形卡环（图3-64）。

可以先从游离端开始，先弯制颊或舌臂，绕过远中邻面，再弯制舌或颊臂，最后弯制卡环体和连接体。也可以先弯制靠近卡环体的颊或舌臂，一端绕过远中邻面弯制舌或颊臂（游离端），另一端形成卡环体和连接体。

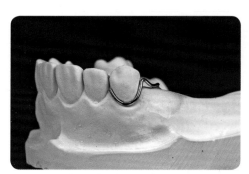

图3-63 尖牙卡环

3. 连续卡环（图3-65）。

先在模型上画出连续卡环线，从一端（左端或右端均可）开始，逐牙弯制、比试，完成连续卡环臂，然后弯制两端的卡环体部和连接体。

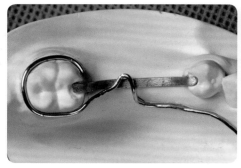

图3-64 环形卡环

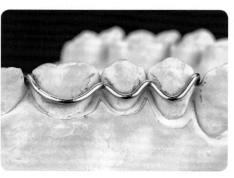

图3-65 连续卡环

4．邻间沟（图3-66）。

弯制前在模型上设计的放置邻间沟的两牙颊侧邻接点以下，用雕刀挖1～1.5 mm深的小孔。将钢丝末端磨圆钝，完成直角钩，钩长0.5～1 mm，插入预备好的邻间隙中，然后按照间隙卡环的弯制方法，经颊外展隙、𬌗外展隙、舌外展隙向下，形成连接体。

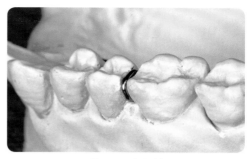

图3-66　邻间钩

5．上返卡环（图3-67）。

根据设计和基牙牙冠的大小，先完成接近𬌗面的弧形臂，放模型上比试，在需要弯曲折回处用铅笔做记号，将弯丝钳的圆形喙放在转弯的内侧，使钢丝围绕圆形喙做180°的弯曲，使两钢丝接近平行，在距离转弯2～4 mm处做记号，再将钢丝向相反方向做约60°的弯曲，使钢丝向龈方下降，在龈缘以下约2 mm处做记号，使钢丝向上，向𬌗支托连接体方向弯曲，并进入缺牙区形成连接体。

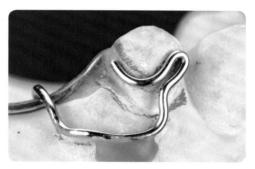

图3-67　上返卡环

6．下返卡环（图3-68）。

估计下返卡环臂的长度，用弯丝钳夹住比下返臂稍长处作为转弯点，圆形喙放在转弯的内侧，使下返臂绕圆形喙做180°的回转弯曲。然后根据卡环设计线用弯丝钳进行调整，使两个弧形臂与基牙贴合，剪去下返臂过长的部分，将末端磨圆钝。然后弯制卡环体和连接体。

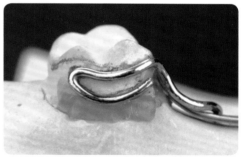

图3-68　下返卡环

 思考题

各类卡环分别适用于什么情况？

第六节　整铸支架义齿

实验一　整铸支架义齿模型设计

（4学时）

○ 目的要求

1. 掌握模型观测仪的使用方法。
2. 掌握义齿共同就位道的确定方法。
3. 掌握模型设计的步骤和方法。

○ 实验用品

石膏工作模型、观测仪及分析杆、红蓝铅笔、酒精灯、蜡刀、雕刀、调拌刀、小毛笔、有色石膏粉、薄蜡片等。

○ 方法和步骤

1. 模型设计。

模型设计的基本过程：用观测仪的分析杆检查各基牙和黏膜的倒凹情况，画出观测线。结合临床检查的资料，在模型上确定基牙的数量及分布、卡环的类型和位置、倒凹的大小，确定基托范围。

2. 结合口腔情况，确定最终设计。

（1）将模型平放。让𬌗平面与牙长轴尽可能垂直，用带加强鞘的铅芯描计杆画出基牙的观测线（图3-69）。用倒凹深度测量规标记基牙倒凹深度为0.25 mm的位置（此为钴铬合金铸造卡环尖端进入倒凹的深度，钛合金或金合金为0.5 mm，锻丝卡环为0.75 mm）。

（2）画出卡环的形态、走向，支托的形态、位置，大小连接体与增力网的形态、位置，以及固位钉位置，基托范围。一般金属部件用蓝色铅笔标记，树脂基托用红色铅笔标记（图3-70）。

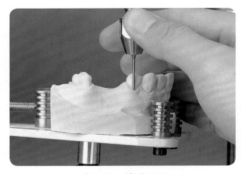

图3-69　模型观测

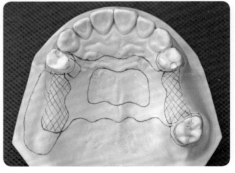

图3-70　标记图

确定需填补的倒凹区。

3．完成工作模型。

（1）填补不利倒凹。为防止义齿的硬固部分及连接体、基托进入倒凹导致义齿就位困难，应消除不利的倒凹。用蜡将不利的倒凹填补。将模型回置于观测器上，维持原有的就位道方向，用带刃的削蜡器将多余的蜡去除。

（2）垫蜡处理。在鞍基区牙槽嵴均匀地垫0.5～1.0 mm厚的薄蜡片，预留增力网状下塑料的空间，以利于将来缓冲或垫底。在硬区也要铺0.2~0.3 mm的蜡以缓冲。注意铺蜡的范围应比金属基托边缘略小，以保证金属基托边缘的封闭性。对于游离缺失的病例，应在铺蜡的后份切出直径为2 mm左右的孔，以制作支架上的支撑点。因舌腭侧的铺蜡边缘将形成支架组织面的金属塑料衔接线（或称内终止线），因此边缘应切割成小于90°的角，与将来光滑面金属、塑料衔接的外终止线错开1～2 mm，且边界清晰，一般内完成线比外完成线远离基牙及牙槽嵴顶（图3-71）。

（3）边缘区的处理。边缘区的处理主要针对上颌，为增加金属支架的边缘封闭性，在非硬区部分将金属支架与黏膜接触的边缘轻轻刻出0.5 mm深的凹槽，同理上颌后堤区也需刮去少许石膏（图3-72）。

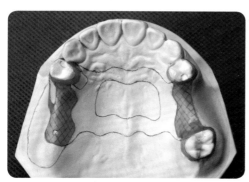

图3-71　填倒凹及铺蜡

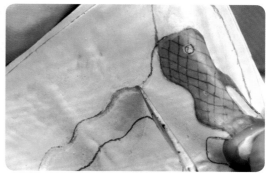

图3-72　边缘区的处理

（4）铸道口的标记。使用反插法的铸道设计时，应该在石膏工作模上标出铸道口的位置，一般是在上颌腭顶或下颌口底中央。

（5）检查缺牙区牙槽嵴垫的蜡是否稳固，必要时再熔化边缘，压贴，保证边缘的密封。

注意事项

1．在模型充填倒凹时不可填入过多，否则义齿完成后会出现食物嵌塞；如填入不足，则会出现义齿就位困难。

2．边缘封闭刻线时刻的深度应依据口腔内相应区域黏膜的弹性确定。

3．牙槽嵴顶区垫蜡应稳固，否则复模时会产生移位，导致复模失败。

实验二　复制高温耐火模型及模型处理

（4学时）

○ 目的要求

1. 掌握高温耐火模型的复制方法。
2. 熟悉带模铸造的基本原理。
3. 了解高温耐火模型与复模材料的组成及理化性质。

○ 实验用品

本章第六节实验一完成的工作模型、琼脂复模材料、磷酸盐包埋料、浇铸口成形器、干净型盒、橡皮碗、调拌刀、振荡器、温度计、蒸锅等。

○ 方法和步骤

1. 复制磷酸盐耐火材料模型。

（1）复制琼脂阴模。

1）将工作模型适当磨小，放入水中浸泡至无气泡冒出为止（5~10 min）。复模前从水中取出工作模型，吸去过多的水分，备用（图3-73）。

2）将琼脂复模材料切碎，放入水浴锅内间接加热熔化，搅拌均匀后，逐渐冷却至50℃~55℃（不超过60℃）时便可复模。

3）在下型盒中心的活动盖板上放一点粘蜡，将工作模固定在中央，盖上上型盒，不加顶盖。将型盒放在振荡器上，将准备好的琼脂复模材料徐徐灌入并稍满溢，加上顶盖（图3-74）。

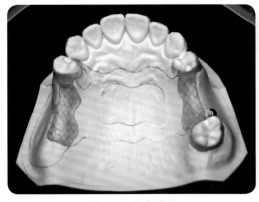
图3-73　浸泡模型

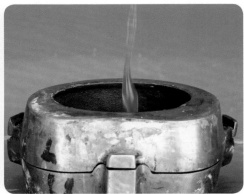
图3-74　灌注琼脂

4）琼脂完全冷却后，取下下型盒。用小刀撬松工作模型，使之与琼脂分离，然后用大镊子取出。检查工作模是否清晰、完整，完成琼脂阴模翻制（图3-75）。

（2）灌制耐火材料模型。

1）调拌材料。按说明书粉液比调拌磷酸盐耐火材料，调拌均匀，开启振荡器，迅速将材料灌满阴模（图3-76）。

2）采用反插法安置铸道时，在材料固化前将浇铸口成形器插入标记部位，一般是在阴模的中央。

3）1 h后，材料完全固化，取出浇铸口成形器，用小刀切开琼脂阴模，剥出耐火模型，修整模型边缘。

2. 磷酸盐耐火模型的表面处理。

表面处理的目的是强化表面，以便制作蜡型时不至于损坏模型。

（1）表面强化剂涂布法。将耐火材料模型放入干燥箱内烘烤5 min，取出后立即涂布专用强化剂。

（2）浸蜡法。将烘烤后的模型立即放入煮沸的蜂蜡中，浸蜡15～30 s后取出，晾干，备用（目前已较少使用该方法）。

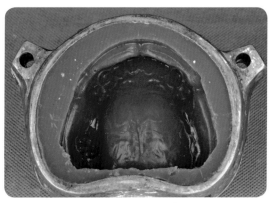

图3-75　琼脂阴模

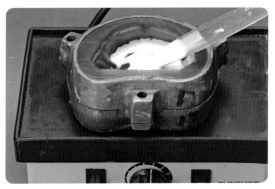

图3-76　灌注耐火模型材料

注意事项

1. 琼脂的温度不可过高，否则鞍基区的垫蜡会熔化而导致复模失败。

2. 对于反复使用后的琼脂复模材料，在水浴加热前，可在材料中加入少量蒸馏水，以补偿加热过程中的水分蒸发。

3. 注入复模材料以及灌注耐火材料时，注意排除材料中的气泡，保证耐火材料模型的质量。

4. 复制的耐火模型应完整、准确、清晰。

思考题

1. 琼脂复模材料有何性能特点？

2. 磷酸盐耐火材料模型表面处理的目的是什么？

实验三　带模铸造的支架蜡型制作和铸道安插

（12学时）

○ 目的要求

1. 掌握支架蜡型的制作方法。
2. 掌握制作支架蜡型的基本要求。
3. 掌握整铸支架蜡型铸道的安插种类和方法。

○ 实验用品

耐火材料模型、成品花纹蜡、网蜡、卡环蜡、蜡线条、铸道蜡、铸道座、酒精灯、大小蜡刀、雕刀、有色铅笔等。

○ 方法和步骤

1. 耐火材料模型上的模型设计。

将石膏工作模上的设计转移到耐火模型上，用有色铅笔描出各部分的位置和形态（图3-77）。

2. 制作支架蜡型。

采用成品蜡件制作金属基托、网状支架、卡环、连接杆等部分，采用滴蜡法制作支托，蜡模边缘需要加厚等处理。具体方法如下：

（1）鞍基区牙槽嵴顶铺网状蜡（图3-78），轻轻压贴，在网状蜡上做必要的固位钉或其他固位型。

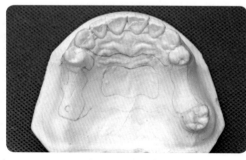

图3-77　画设计图

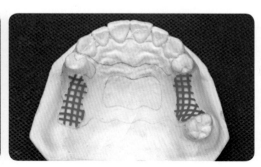

图3-78　铺网状蜡

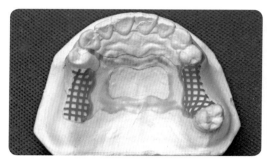

图3-79 金属基托铺蜡

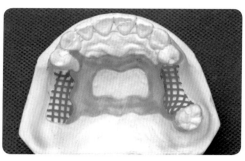

图3-80 铺花纹蜡

（2）在金属基托处先滴一薄层蜡（图3-79），然后铺橘皮蜡或光滑蜡片，将边缘烫贴合，并做修整。铺花纹蜡如图3-80所示。

（3）网状蜡与舌腭侧金属基托交接处形成明显的台阶样止端，为将来充填塑料与金属的外终止线（图3-81）。

（4）连接杆用半成品蜡条加以修整而成，也可以用滴蜡法完成。

（5）用滴蜡法完成支托，根据与对颌牙的咬合关系加以修整（图3-82）。

（6）卡环采用粘贴成品蜡件的方法做必要的修整，并保证与模型密贴无间隙（图3-83）。

（7）用滴蜡法形成小连接体，使之与支架蜡型各部件连接处牢固、圆缓。

（8）再度做整体修整，用吹灯吹光表面。

3. 支架蜡型的基本要求。

（1）支架蜡型的各部分与模型表面紧密贴合。

（2）支托与卡环相连的部分稍厚，但不能影响咬合。由卡环臂向卡环尖应逐渐变细，以防应力集中。

（3）应注意大连接体的正确形态、位置。小连接体则应垂直通过龈缘。

（4）卡环的固定部位和连接体不能进入倒凹区。

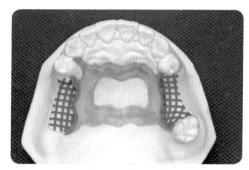

图3-81 外终止线

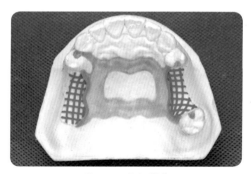

图3-82 支托制作

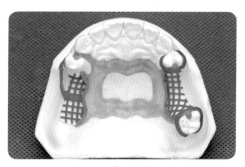

图3-83 卡环制作完成

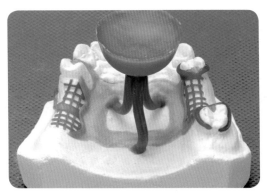

图3-84 铸道安插

（5）完成的蜡型结构合理，表面光滑，精致美观。

4. 铸道安插（图3-84）。

带模铸造铸道的设置方法有正插法、反插法两种，也可分为多铸道和单一铸道。单一铸道法又分为垂直单铸道法和螺旋单铸道法两种。

（1）正插法（图3-85A）。主铸道设置在蜡型所在模型的上方，依靠多个分铸道连接蜡型各个部件，主铸道连接浇铸口成形器。

（2）反插法（图3-85B）。主铸道设置在蜡型所在模型的底部，在复模时用浇铸口成形器在上颌腭顶或下颌口底中央形成主铸道口。分铸道则根据蜡型的形态、大小和部位，确定其数目和方向。

（3）垂直单铸道（图3-85C）。位于模型的后方，为单一粗大铸道，适于铸造大面积基托。

（4）螺旋单铸道（图3-85D）。按顺时针方向将一单铸道设置在蜡型的一侧后端，另一端加辅助排气的逸气道，常用于下颌整铸支架。

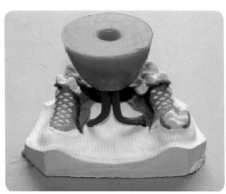

A 正插法

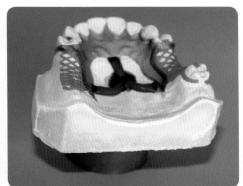

B 反插法

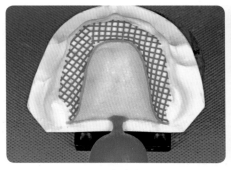

C 垂直单铸道

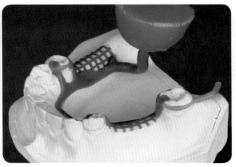

D 螺旋单铸道

图3-85 铸道安插

（5）铸道安插的基本要求。

1）铸道的方向应和离心力方向一致，位置应便于铸金流入。铸道的直径和储金球的体积与铸件大小比例适当，以保证足以补偿铸金收缩。

2）铸道与蜡型的连接点牢固，外形圆滑。

3）总铸道与各分铸道的距离最好相等，总铸道的直径等于各分铸道直径之和。

4）酌情设置逸气道，以保证精细部分铸造完全。

注意事项

1．支架蜡型的各部分与模型表面紧密贴合，否则会导致支架适合性不良。

2．铸件的质量在很大程度上决定于支架蜡型的制作质量，因此要求制作支架蜡型时应十分精细。

3．铸道的安插应符合要求。

思考题

1．试述整铸支架蜡型制作的过程和基本要求。

2．铸道设置的方式有哪几种？

实验四 支架蜡型的包埋

（4学时）

目的要求

1．熟悉蜡型的一次包埋法。

2．了解磷酸盐包埋料的性能特点。

实验用品

本章第六节实验三完成的模型、包埋料、调拌液、蜡型清洗剂、小毛笔、调拌刀、调拌杯、酒精灯、蜡刀、硅胶铸圈、玻璃板、真空调拌机等。

方法和步骤

1．连接主铸道和浇铸口成形器，确保连接稳固，接口圆滑，无锐角、锐边。

蜡型整体位于铸圈热中心之外，顶端应距离铸圈顶部10 mm左右。

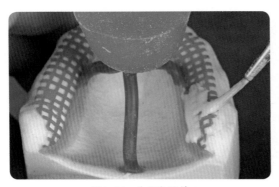

图3-86 涂刷包埋料

2. 蜡型脱脂。

在支架蜡型表面均匀喷涂一薄层蜡型清洗剂，待其自然干燥。

3. 将专用包埋料和调拌液按厂家建议的粉液比混合，在真空调拌机上调拌。

用毛笔将调拌好的糊剂均匀地涂布在支架蜡型、铸道、浇铸口成形器表面（图3-86），然后把硅胶铸圈放置在振荡器上，将剩余的糊剂缓缓注入铸圈内，静置凝固。

注意事项

包埋的主要目的是利用包埋料的膨胀补偿铸金的收缩，并形成铸腔。包埋时应注意铸道座与铸道连接稳固，防止其断裂而导致铸造失败。

实验五　焙烧和铸造

（4学时）

○ 目的要求

1. 熟悉带模铸造的焙烧和铸造方法。
2. 了解高频电感应离心铸造机的工作原理和使用方法。

○ 实验用品

本章第六节实验四包埋好的铸圈、钴铬合金、茂福炉、镊子、火钳、坩埚、高频电感应离心铸造机等。

○ 方法和步骤

1. 铸圈的焙烧。

焙烧的目的主要是脱水干燥，去尽蜡质，形成铸腔，获得温度膨胀，以补偿铸金的收缩。铸金在较高温度下流动性较好，因此必须焙烧铸圈，升高铸圈温度。

（1）用雕刀去除铸道座。

（2）低温烘烤去蜡。将铸圈口向下，放于茂福炉内烘烤，使蜡型熔化流出。缓慢升温到300℃，维持30 min。

（3）焙烧。将铸圈口向上，让残余蜡挥发完全。将铸圈放入茂福炉中，从300℃开始缓慢升温至900℃，维持30 min，准备铸造。

2．铸造。

（1）开机前准备。检查电源，选择适合的参数等，放好坩埚及钴铬合金块。

（2）熔铸前准备。开机，调整电压，熔解指示灯亮则可进行熔金。

（3）熔金铸造。将焙烧好的铸圈放置在铸造托架上，调整平衡，盖好盖板，开始熔金。从观察窗内看到金属变成镜面，镜面开始破裂的时刻（达到沸点）则为铸造的最佳时机。按动铸造按钮进行铸造。接着按下停止键，离心机停止转动后，取出铸圈，让其自行冷却（图3-87）。

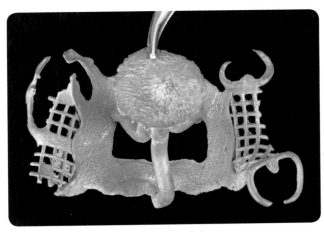

图3-87 铸造完成

✂ 注意事项

1．去蜡和焙烧前，包埋料应完全固化并已干燥。铸圈烘烤去蜡时，升温不可过快，否则容易使包埋料爆裂，蜡型破坏，导致铸造失败。

2．铸圈应避免重复焙烧。

3．铸造时应严格按照操作程序操作。

🔍 思考题

1．铸圈焙烧的目的是什么？

2．熔金铸造的最佳时机是什么？

实验六　整铸支架的喷砂、打磨和抛光

（12学时）

目的要求

1. 掌握铸件的打磨技术。
2. 掌握电解抛光的方法。
3. 了解喷砂机及电解抛光的原理。
4. 了解电解液的配方及性质。

实验用品

本章第六节实验五的铸件、微型打磨机、砂片、喷砂机、各类砂石针、砂纸卷、橡皮轮、绒轮、氧化铬抛光膏、电解槽、电解液、蒸汽清洗机等。

方法和步骤

1. 从铸圈中取出铸件。

待铸件冷却后，从铸圈中脱出铸件，用小刀去除表面残余的包埋料，使铸件大体清洁。

2. 喷砂。

喷砂的目的是去除铸件表面残余的包埋料、氧化层等。喷砂的压力根据铸件的厚度调节。厚度为0.5～1.5 mm时，压力为1.5 bar[①]；厚度为1.5～4 mm时，压力为2.5~3.5 bar。金刚砂的粒度为80～150目。对表面均匀喷砂，去尽氧化物，直至铸件表面呈银灰色。

3. 用砂片切除铸道。

用砂片切除铸道如图3-88所示。

4. 打磨铸件。

先用粗砂轮粗磨外形，然后依次改用大砂石针、小砂石针细磨，再用砂纸卷消除磨痕。内外终止线的形态不能被破坏（图3-89）。

5. 电解抛光。

将打磨好的铸件置于超声振荡器中清洗5～10 min，取出，吸干水分。预热电解槽中的电解液，至60℃~70℃，将铸件挂在正极（注意不能与槽壁接触），电解5～10 min。取出铸件，用热水清洗，吸干水分（图3-90）。

6. 机械抛光。

将电解抛光好的铸件先用橡皮轮磨平，最后用绒轮加氧化铬抛光膏抛光（图3-91）。

---

① 　1 bar = 0.1 MPa.

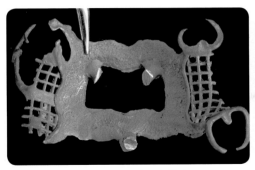

图3-88 用砂片切除铸道

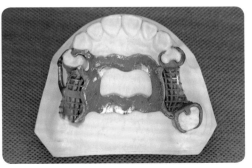

图3-89 打磨铸件

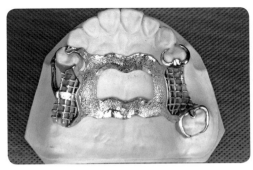

图3-90 电解抛光

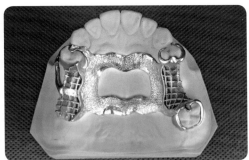

图3-91 机械抛光

7. 铸件清洗。

用蒸汽清洗机清洗铸件表面，去除残余的抛光膏。可再次用超声波清洗。

注意事项

1. 打磨环境应光线充足，注意防尘及个人防护。

2. 打磨时注意保护铸件卡环的突出部分，磨头转向应与卡环、支托方向一致。

3. 从铸圈中取出铸件、切割铸道及打磨时，应防止铸件变形。

4. 喷砂和电解不可过度，以防止铸件损坏。

5. 应根据铸件厚度合理选择电流密度和电解时间，否则会导致铸件损坏。

6. 电解抛光仅能消除铸件表面细微的凹凸不平，因此良好的机械磨平是保证电解抛光效果的前提条件。电解抛光后仅能形成润泽的表面，结合机械抛光则可以获得高度光亮的表面。

思考题

1. 电解抛光的原理是什么？

2. 影响铸件抛光质量的因素有哪些？

实验一　隐形义齿的蜡型制作、装盒（部分示教）

（4学时）

○ 目的要求

1. 掌握隐形义齿蜡型制作的方法和步骤。
2. 熟悉隐形义齿包埋的方法。

○ 实验用品

A2 缺失工作模型、成品塑料牙A2、酒精灯、红色基托蜡片、蜡刀、蜡刀架、雕刀、蜡盘、酒精喷灯、火柴、隐形义齿专用型盒、超硬石膏、橡皮碗、石膏调拌刀、毛笔、肥皂、石膏打磨机、模型观测仪等。

○ 方法和步骤

1. 模型观测。

模型观测如图3-92所示，画出基托范围。

2. 填补倒凹（图3-93）。

制作时应按所设计就位道填补近缺隙基牙或邻牙邻面的倒凹以及妨碍义齿就位的较大的软组织倒凹，基牙唇（颊）舌（腭）面的倒凹部分保留，使义齿具有充分的固位力。另外，还应适量充填基牙唇（颊）舌（腭）面近龈缘及龈乳头1～2 mm的范围，缓冲义齿下沉时对牙龈的压痛。

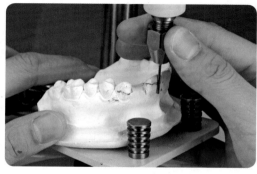

图3-92　模型观测

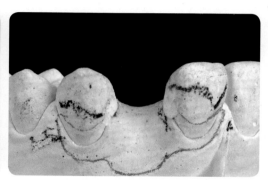

图3-93　填补倒凹

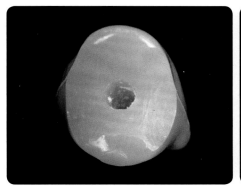
图3-94 盖嵴部打孔

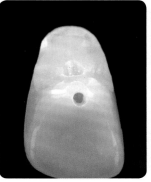
图3-95 舌侧窝打孔

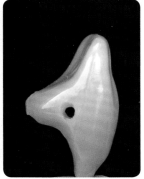
图3-96 近远中打孔

3. 排列人工牙。

选择大小合适的上颌侧切牙，先将人工牙在工作模型上大体排出，然后适量留出或磨出人工牙龈端近远中、盖嵴部至少0.5～1 mm的空隙，以便灌注后弹性树脂对人工牙的包裹和基托的连续。再用细裂钻在人工牙的盖嵴部和舌侧窝打孔道，孔道的直径为人工牙近远径中的1/4～1/3。还可以在人工牙近远中偏舌侧近盖嵴部横（斜）行地各打一孔（与细裂钻一样或稍大），并与盖嵴部和舌侧窝的孔道相通，以增强固位（图3-94至图3-97）。

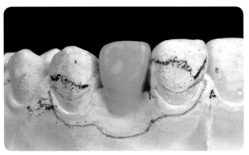
图3-97 排牙

4. 制作蜡基托（图3-98）和卡环。

用红蓝铅笔画出基托和卡环的外形轮廓，唇颊侧近远中的伸展范围视缺牙数目而定，一般在缺牙区近远中1～2牙的范围。根据画好的卡环和基托轮廓铺蜡，厚度一般为1.5～2 mm，牙槽骨吸收较多时铺蜡厚度可适当加厚。修整外形，使义齿龈边缘与邻牙协调，唇侧基托要雕刻出自然的根型，注意边缘的密合。常规吹光。

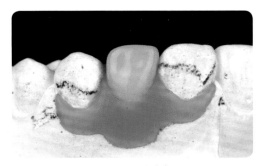
图3-98 制作蜡基托

5. 装盒（示教）。

（1）装下层型盒（图3-99）。磨去石膏牙尖，放入冷水中浸泡，再用反装法装下层型盒。

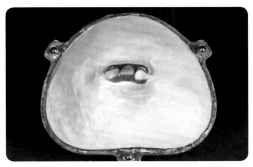
图3-99 装下层型盒

117

（2）铸道的设计与制作。下层型盒石膏凝固后即可安装铸道。用蜡条1~5根，一端固定于舌腭侧蜡型上缘下2 mm处，形成喇叭口状，另一端向型盒中心汇聚并距上层型盒表面2~4 mm的高度。可另外用蜡条1~4根，一端用酒精喷灯稍烫软后弯成135°~145°的圆弧形再固定于距唇颊侧蜡型上缘下2 mm处，另一端向型盒中心与舌腭侧分铸道汇聚。然后用软蜡形成主铸道，用蜡将主铸道与分铸道汇聚处固定、连续，即完成蜡铸道的制作。铸道安插如图3-100所示。

（3）装上层型盒（图3-101）。铸道安装后，在下层型盒石膏表面涂肥皂水，待其自然干燥。先调拌装盒石膏（高强度石膏），以少量调好的石膏先将蜡型表面包埋，注意排除气泡，然后将上层型盒盖好，灌满石膏。

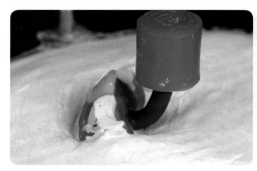

图3-100　铸道安插

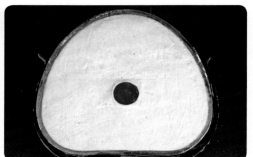

图3-101　装上层型盒

注意事项

1. 填补倒凹时要注意保留基牙唇（颊）舌（腭）面的倒凹部分。
2. 人工牙上打固位孔时注意孔洞的大小，避免孔洞过大影响人工牙的强度。

思考题

隐形义齿的排牙和蜡型制作与普通塑料可摘局部义齿有什么区别？

实验二　隐形义齿的塑料成型（示教）

（4学时）

目的要求

熟悉隐形义齿塑料成型的方法。

实验用品

装盒完成的型盒、去蜡机、雕刀、分离剂、毛笔、隐形胶、隐形注塑机、石膏剪、木锤、各型砂石针和打磨头、裂钻、微型打磨机、砂纸卷、布轮、绒轮、绒锥、抛光石英砂、抛光白粉等。

方法和步骤

1. 去蜡。

将型盒放入热水中约10 min，开盒去蜡。注意彻底冲洗铸道、人工牙孔内的蜡，检查人工牙的固位情况，如有移位，即刻粘固。干燥后合上型盒，拧紧四角螺丝，准备灌注。

2. 灌注树脂。

将型盒置于灌注机底座上，使灌注孔正对压力垂杆。预热电烤炉，树脂套筒也一并放入电烤炉内预热20 min，当温度表针稳定在287℃时，将装有树脂的铝筒插入套筒内（卷边一头朝下）。继续加热11 min后开始注压。注压时将套筒对准型盒灌注口，以快、稳、准的动作转动注压机操作杆，将树脂加压灌注入型盒内，维持3 min。由注压机上取下型盒，拧下套筒，退出残余树脂及铝筒废片。

3. 开盒、打磨、抛光。

待型盒自然冷却后开盒，取出铸件，常规打磨、抛光，参见本章第四节实验六。隐形义齿完成如图3-102所示。

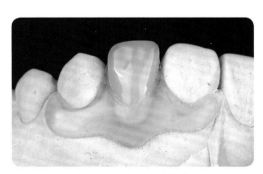

图3-102　隐形义齿完成

注意事项

1. 压铸隐形塑胶时要注意温度和时间，另外要充分考虑材料的量，做到宁多勿少，以确保灌注成功。

2. 在加温前，套筒壁上、加热器内壁、材料筒表面均须涂上分离剂，以防树脂粘在上面。

3. 开盒不能过早，否则弹性材料没有完全冷却会发生变形。

思考题

与普通塑料基托可摘义齿相比，隐形义齿有什么优点？

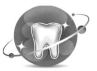

第四章

全口义齿实验

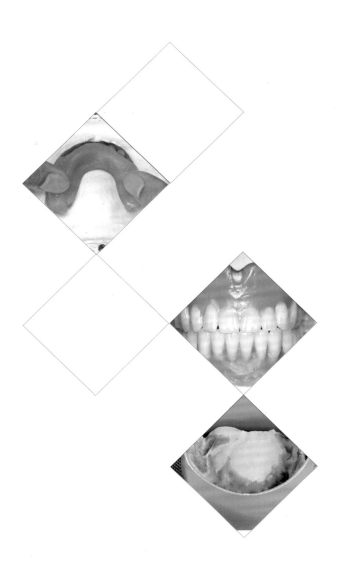

第一节　正常殆关系全口义齿的制作

实验一　对全口义齿的初步认识

（4学时）

目的要求

1. 通过观看录像或参观诊断室及加工厂，对全口义齿及其制作方法有初步的了解。
2. 了解全口义齿的基本组成部分。

实验用品

全口义齿制作教学录像，参观诊断室及加工厂的生产流程。

方法和步骤

1. 分发个人使用的实验器械。
2. 讲解实验课的基本要求。
3. 在指导老师的组织下观看录像和全口义齿标本。

注意事项

1. 保管好个人使用的实验器械，若损坏或丢失，应照价赔偿。
2. 爱护实验标本。
3. 遵守秩序和实验室规定，白大褂穿着工整，不高声喧哗。

思考题

1. 全口义齿的基本组成部分有哪些？各自的作用是什么？
2. 制作全口义齿时医生、技师各自的操作步骤有哪些？

实验二 个别托盘的制作

（4学时）

目的要求

1. 掌握用自凝树脂制作个别托盘的方法。
2. 了解用光固化树脂制作个别托盘的方法。

实验用品

无牙颌模型、雕刀、手术刀、红蜡片、酒精灯、火柴、红蓝铅笔、小酒杯、调拌刀、玻璃板、自凝牙托粉、自凝牙托水、石膏、橡皮碗、肥皂或凡士林、车针、砂纸、毛笔、微型打磨机等。

方法和步骤

1. 标记基托范围。

用红蓝铅笔分别在上、下颌石膏工作模型上画出义齿基托的伸展范围，用虚线标记。上颌唇颊侧基托边缘伸至黏膜反折处，后缘包过上颌结节伸至颊间隙内。上颌基托的腭侧后缘止于两侧翼上颌切迹与腭小凹连线后约2 mm。下颌基托的唇颊边缘应伸至黏膜反折处，颊翼缘区面积较大，基托可充分延伸，颊翼缘区之后为远中颊角区，基托不能伸展过多，以免嚼肌活动造成义齿脱位。基托舌侧边缘止于舌侧口底，远中应伸入舌翼缘区，以利于义齿固位。后缘盖过磨牙后垫。上、下基托应避开唇、颊、舌系带。

2. 标记个别托盘的边缘线。

用实线标记。个别托盘的边缘线应比基托边缘线短2～3 mm。需要注意的是，托盘边缘线在上颌后牙区应充分包过左右两侧上颌结节，腭后缘略长于基托边缘线；在下颌后牙区完全覆盖磨牙后垫，使其与基托边缘线一致，略覆盖下颌舌骨嵴的前端；在上颌前牙区应充分避让上唇系带；在下颌前牙区避让下唇系带及舌系带等可动部分。上颌个别托盘范围如图4–1所示，下颌个别托盘范围如图4–2所示。

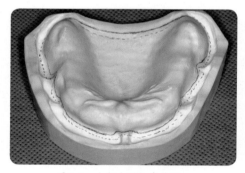

图4–1 上颌个别托盘范围

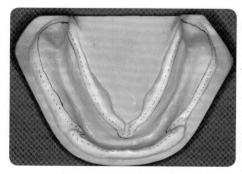

图4–2 下颌个别托盘范围

3. 模型缓冲。

用有色石膏适当地填补模型上过大的倒凹，用蜡来缓冲下颌舌骨嵴和上颌硬区。

4. 铺蜡片预留空间。

取一块完整的基托蜡片，在酒精灯上均匀加热烤软，置于个别托盘边缘线标记范围内并且稍短于边缘线，自腭部中心向外侧推压蜡片，使之与模型贴合，用微热后的雕刀切除边缘多余的蜡。在没有铺蜡的模型部分涂上分离剂。（图4-3）

5. 自凝树脂的铺展与压制。

使用小酒杯和调拌刀，调拌称量好的自凝牙托粉和牙托水，到面团期的时候将树脂放入树脂片成型模具中，轻压形成厚度约2 mm的薄片（图4-4）。用手指将树脂片轻轻推压在模型上，上颌从腭侧开始按压，以防空气进入（图4-5）。形成的树脂范围应稍稍盖过个别托盘标记线，厚度均匀，为2～3 mm。用多余的树脂形成手柄（图4-6），放置在前牙区正中的牙槽嵴顶上，不要妨碍取印模时唇、颊、舌的运动。除了手柄，还可在上颌的腭中央及下颌双尖牙位置设置手柄，在取模的时

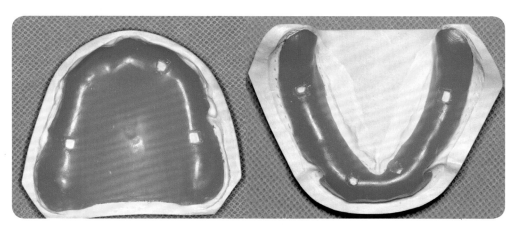

图4-3 铺蜡片预留空间

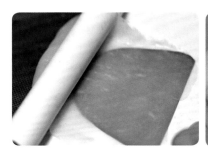

图4-4 树脂片成形

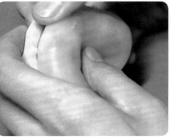

图4-5 压树脂片

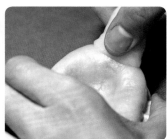

图4-6 手柄制作

候用作手的支点（图4-7）。

6. 托盘边缘的修整（图4-8）。

自凝树脂固化以后，使用车针、砂纸沿边缘标记线修整托盘，并且要有一定的厚度，最后打磨、抛光。

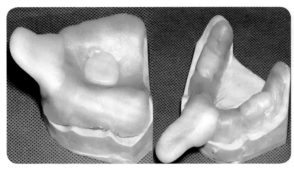 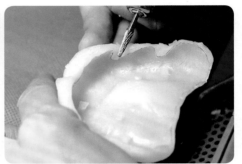

图4-7 手柄制作　　　　　　　　　　　图4-8 修整边缘

注意事项

1. 标记基托范围时，唇颊侧边缘线应位于前庭沟黏膜转折，下颌舌侧到达口底黏膜转折处，不压迫口底，避让系带；上颌后缘位于翼上颌切迹和腭小凹后2 mm，下颌后缘盖过磨牙后垫。

2. 标记个别托盘边缘线时，上颌后牙区应充分包过左右两侧上颌结节，腭后缘略长于基托边缘线；在下颌后牙区完全覆盖磨牙后垫，使其与基托边缘线一致。

3. 手柄设置的位置不要妨碍取印模时唇、颊、舌的运动。

思考题

1. 制作个别托盘铺蜡片的目的是什么？

2. 为什么个别托盘的边缘线在上颌后缘要略长于基托边缘线？

实验三　终模型的灌注与修整

（4学时）

◦ 目的要求

掌握围模法制作终模型的方法。

◦ 实验用品

全口义齿终印模、直径5 mm的蜡线条、红蜡片、酒精灯、雕刀、大蜡刀、火柴、白石膏、超硬石膏、石膏调拌刀、橡皮碗、振荡器、真空搅拌机、石膏配比机等。

◦ 方法和步骤

1. 使用直径5 mm的蜡线条，在距印模边缘5 mm处包绕印模唇颊侧，从托盘背面烫蜡连接。下颌舌侧在距印模边缘5 mm处用蜡片封闭。蜡线条封闭如图4-9所示。

2. 用红蜡片做外包围。蜡片上缘距印模最高处10~13 mm，在托盘背面将蜡片与蜡线条通过烫蜡连接（图4-10）。

3. 为了承受模型重量，调拌适量白石膏，在印模底部两侧添加石膏垫块。

4. 用石膏配比机量取水和超硬石膏，使用调拌刀将石膏调拌润湿后，在真空搅拌机上调拌。

5. 灌注超硬石膏模型。在振荡器上取少量石膏从印模高处缓慢灌注，以避免气泡的产生。

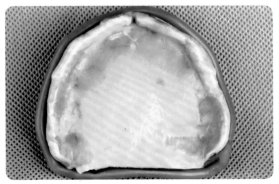

图4-9　蜡线条封闭

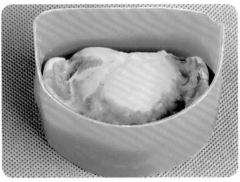

图4-10　蜡片围模

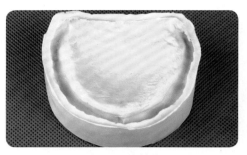

图4-11 终模型

6. 待石膏硬固后，取下红蜡片围模及蜡线条获得终模型（图4-11）。

7. 修整模型边缘，不能损伤肌功能整塑的边缘。模型边缘保留3 mm的宽度，模型底面平整，厚薄适宜，一般腭顶和口底的最薄处应保持3～5 mm。（图4-12）。

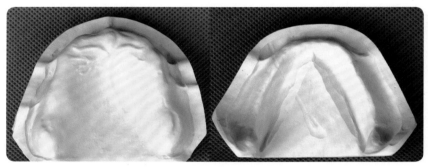

图4-12 终模型完成

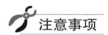注意事项

1. 蜡线条封闭要有足够强度，避免灌注石膏时石膏渗漏。

2. 石膏的调拌要严格按照水分比，并尽量采用减少气泡产生的调拌方式。

3. 石膏灌注初期要缓慢灌注，且石膏灌注必须在振荡器上进行，以避免气泡的产生。

实验四 全口义齿模型处理和蜡基托、𬌗堤的制作

（8学时）

目的要求

1. 熟悉无牙颌的解剖标志。

2. 掌握全口义齿基托的伸展范围。

3. 掌握无牙颌蜡基托、𬌗堤的制作方法和要求。

实验用品

全口义齿模型、21#钢丝、红蜡片、有色石膏、雕刀、蜡刀、蜡刀架、切断钳、长臂钳、酒精灯、火柴、红蓝铅笔、橡皮碗、调拌刀、玻璃板、分离剂等。

◦ **方法和步骤**

1. 模型处理。

（1）标记基托范围（图4-13）。用铅笔分别在上、下颌石膏工作模上画出义齿基托的伸展范围。唇颊侧基托边缘伸至黏膜反折处，后缘包过上颌结节伸至颊间隙内。上颌基托的腭侧后缘止于两侧翼上颌切迹与腭小凹连线后约2 mm。下颌基托的唇颊边缘应伸至黏膜反折处，颊翼缘区面积较大，基托可充分延伸，颊翼缘区之后为远中颊角区，基托不能伸展过多，以免嚼肌活动造成义齿脱位。基托舌侧边缘止于舌侧口底，远中应伸入舌翼缘区，以利于义齿固位。后缘盖过磨牙后垫。上、下基托应避开唇、颊、舌系带。

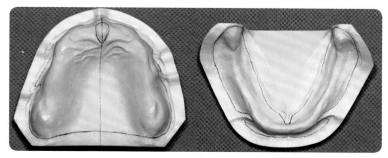

图4-13 基托范围

（2）模型缓冲。用有色石膏缓冲模型上影响义齿就位的过大倒凹，缓冲尖锐的骨嵴和上颌硬区。模型缓冲及后堤区处理如图4-14所示。

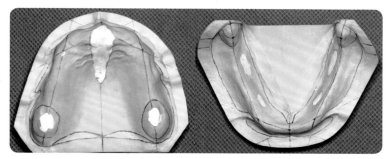

图4-14 模型缓冲及后堤区处理

（3）形成后堤区（图4-15）。在上颌模型腭侧标出后缘线，范围：由一侧翼上颌切迹伸至对侧翼上颌切迹，后堤区的最宽部分位于腭中缝两侧与翼上颌切迹之间的区域，最窄部分在腭中缝与翼上颌切迹。用蜡刀沿此线刻入模型，深1.0～1.5 mm，再从此线向前延伸3～5 mm，逐渐变浅。左右方向越靠近腭中缝、越靠近两侧牙槽嵴越浅。沟的宽度在腭中缝处约2 mm，在两侧翼上颌切迹约1 mm，在中间区域可达4~5 mm。

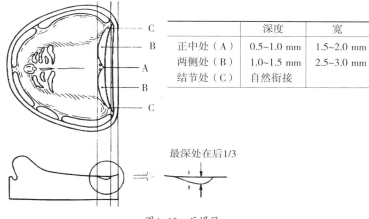

	深度	宽
正中处（A）	0.5~1.0 mm	1.5~2.0 mm
两侧处（B）	1.0~1.5 mm	2.5~3.0 mm
结节处（C）	自然衔接	

最深处在后1/3

图4-15 后堤区

2. 制作蜡基托和𬌗堤。

（1）弯制增力丝（图4-16）。取两段适当长度的21#钢丝，弯制成与上、下颌模型牙槽嵴的颌弓、舌侧外形一致的弓形，上颌的后界另弯一根，要求与腭弓的弧形一致，备用。

（2）制作上颌蜡基托。先将模型浸湿，取一块完整的基托蜡片，在酒精灯上均匀加热烤软，置于基托标记范围内，自腭部中心向外侧推压蜡片，使之与模型贴合，按所画范围用微热后的雕刀切除边缘多余的蜡。用长臂钳或镊子夹住增力丝，在酒精灯上烧热，按增力丝的预定位置安放在基托内。然后取下基托，用微热的蜡刀修整锐利的基托边缘使之圆钝光滑。

（3）制作下颌蜡基托。浸湿模型，取一块完整的基托蜡片，同法加热变软，切取适当宽度，置于基托标记范围内，要求从舌侧向外加压蜡片，使之与模型完全贴合，按所画范围切除边缘多余的蜡。蜡基托完成如图4-17所示。然后安放增力丝，取下基托修整边缘。加增力丝如图4-18所示。

（4）形成上颌𬌗堤。按上颌弓的长度取一块基托蜡，烤软并对折成宽约10 mm、厚13 mm的方形蜡条（图4-19），弯曲成与上牙弓一致的弧形，置于牙槽嵴顶的基托上，用蜡刀烫合下边缘，使之与基托紧密贴合。趁𬌗堤尚软的时候，置于玻璃板上轻压，从而形成从前略微斜向后上方的平面（图4-20）。修整𬌗堤宽度，前牙区约为6 mm，后牙区为8～10 mm。𬌗堤后缘应向前形成45°斜坡状（图4-21）。

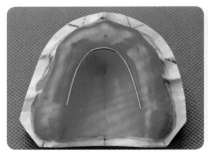
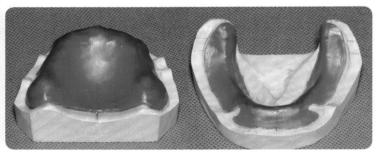

图4-16 弯制增力丝　　　　　　　　　　图4-17 蜡基托完成

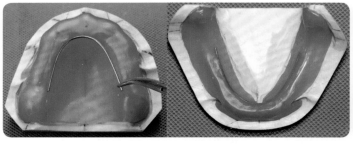
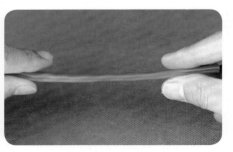

图4-18 加增力丝　　　　　　　　　　图4-19 折制蜡条

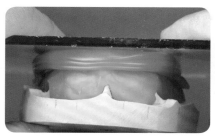
图4-20 玻璃板压平

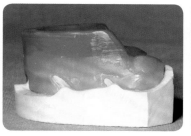
图4-21 上殆堤完成

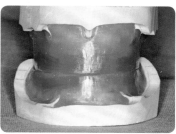
图4-22 殆堤完成

（5）形成下殆堤。其制作方法同上颌，殆平面与上颌一致。殆平面后缘与磨牙后垫1/2等高。殆堤完成如图4-22所示。

上颌殆堤后缘终止于第二磨牙的远中，下颌后牙区的高度决定了前牙区的高度，并延伸至磨牙后垫高度的1/2处。殆堤如图4-23所示。

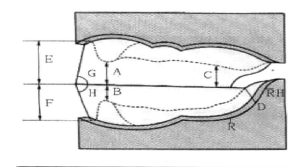
图4-23 殆堤示意图

注：A，10~13 mm；B，8~11 mm；C，8~10 mm；D，磨牙后垫的1/2；E，20~22 mm；F，17~20 mm；G，85~90°；H，80~85°；R，磨牙后垫的前缘；R·H，磨牙后垫高度的1/2处。

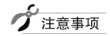
注意事项

1. 标记基托范围时，唇颊侧边缘线应位于前庭沟黏膜转折，下颌舌侧到达口底黏膜转折处，避让系带，不压迫口底。上颌后缘位于翼上颌切迹和腭小凹后2 mm。下颌后缘盖过磨牙后垫。

2. 基托材料可用自凝塑胶制作，制作之前应在模型上涂一层分离剂。

3. 上殆堤应位于牙槽嵴顶上，沿牙弓方向适当恢复唇侧丰满度。下殆堤唇侧丰满度应与上殆堤相协调。

思考题

1. 全口义齿的基托范围是什么？
2. 蜡殆堤制作时的注意事项有哪些？
3. 无牙颌哪些解剖结构是基托应该避让或缓冲的？
4. 制作后堤区的意义是什么？

实验五　上半可调式𬌗架

（4学时）

o 目的要求

1. 了解面弓、𬌗叉、半可调式𬌗架的结构、原理及使用方法。
2. 掌握上半可调式𬌗架的方法。
3. 了解确定髁道斜度的方法。

o 实验用品

确定好垂直和水平关系的工作模及蜡𬌗托、半可调式𬌗架、橡皮碗、石膏调拌刀、石膏等。

o 方法和步骤

1. 调整检查𬌗架，固定切导针，刻度归零（图4-24）。将两侧前伸髁导斜度固定在35°（图4-25），拧紧固定正中锁。将侧方髁导斜度定于15°（图4-26）。插入切牙指针（图4-27）至最后位，使用橡皮筋定位𬌗平面。

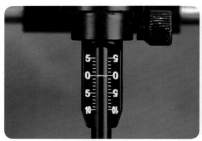
图4-24　切导针归零

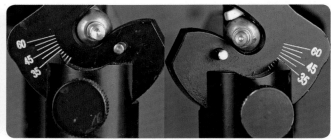
图4-25　前伸髁导斜度

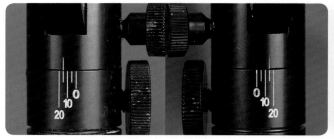
图4-26　侧方髁导斜度

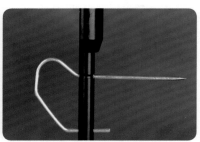
图4-27　切牙指针

2. 在下颌体梯形板上加适量石膏，将下颌模型置于石膏上，殆堤在下颌模型上就位，触点与切牙指针尖接触，殆堤殆平面与橡皮筋平面重合（图4-28）。

3. 待下颌石膏凝固后，将上颌模型就位于殆堤上，向上颌模型底面与上颌梯形板上加石膏，合上殆架，使切导针与切导盘接触（图4-29）。

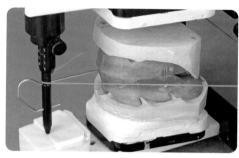
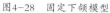

图4-28 固定下颌模型

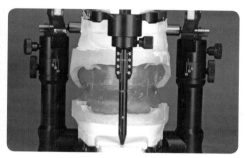

图4-29 固定上颌模型

注意事项

上好殆架以后，为防止石膏凝固膨胀导致垂直距离升高，可在上颌体上加压或以绷带固定上、下颌体，直至石膏完全固化。

实验六　全口义齿的排牙

（20学时）

目的要求

1. 掌握全口义齿人工牙的选择原则。

2. 掌握全口义齿人工牙排列的原则和方法。

实验用品

本章第一节实验五上好殆架的工作模型、全口义齿人工牙、蜡刀、雕刀、蜡盘、蜡刀架、酒精灯、微型打磨机、打磨头、红蓝铅笔、火柴、玻璃板等。

方法和步骤

1. 描画排牙标志线。

（1）上颌模型标志线（图4-30）。在上颌模型上描画的排牙标志线包括基托范围线、牙槽嵴顶线、前后牙牙槽嵴顶线在模型底座上的延长线、腭中线、切牙乳突轮廓线、切牙乳突前8~10 mm与中线的垂线、切牙乳突后1 mm与中线的垂线。

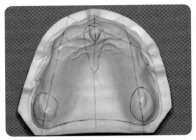

图4-30 上颌模型标志线

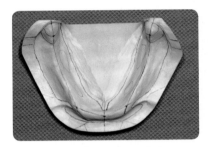

图4-31 下颌模型标志线

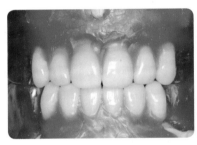

图4-32 前牙排列

（2）下颌模型标志线（图4-31）。在下颌模型上描画的排牙标志线有基托范围线、牙槽嵴顶线、后牙牙嵴顶线在模型底座上的延长线、中线、磨牙后垫轮廓线、磨牙后垫的前缘及1/2高度处在模型边缘的延长线。

2. 选择人工牙。

（1）前牙的选择。参照患者的面部及颌弓形态、性别、年龄、唇高线、颌间隙等确定牙的外形；参照性别、年龄、肤色等选定牙齿的颜色；根据上牙弓前段的弧形长度或前牙与面部的比例关系确定前牙的近远中宽度。

（2）后牙的选择。通常以下颌尖牙远中面至磨牙后垫前缘为依据，确定后牙的近远中总宽度；参照颌间距离的大小选择后牙牙冠的高度；颊舌向宽度的选择应考虑后牙牙槽嵴的吸收程度，吸收较重则选较窄的后牙；牙尖高度的选择也应参照牙槽嵴的吸收程度，可选择解剖式、半解剖式或无尖牙；颜色一般与前牙一致。

3. 排列人工前牙。

应复习口腔修复学理论教材，了解各牙的正常位置及各方向的倾斜度等。先用加热的雕刀切除排牙处的蜡，形成一个凹陷，再用蜡刀将排牙处的蜡烫软，然后放置人工牙，用蜡刀烫熔人工牙与基托蜡接触的边缘以固定位置，还可用雕刀调拨人工牙以调整牙的位置。注意牙的唇舌向倾斜度、近远中向倾斜度、切龈向的位置（图4-32）。排列的顺序一般为一侧上颌中切牙、侧切牙、尖牙，同法再排对侧，然后按此顺序排列下颌前牙。要求上、下颌中线对齐并与面中线一致，形成2:1或3:1的覆盖、覆𬌗比，并确保形成正常的尖牙关系，即上尖牙的牙尖正对下尖牙及双尖牙之间，以保证后牙能形成正常的咬合关系（图4-33）。在做前伸或侧方运动时，切导针与切导盘有接触，同时下前牙切端与上前牙舌斜面接触。

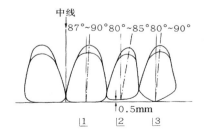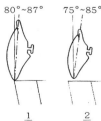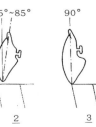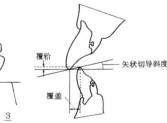

图4-33 前牙排列示意图

4．排列后牙。

根据下后牙槽嵴顶在模型底座上向前及向后的延长线，在下𬌗堤𬌗平面上刻一条相当于牙槽嵴顶所在位置的线，使排列的上颌后牙中央窝正对此线。用预热的小刀斜向削去后牙𬌗堤的颊侧，烫软排牙区的蜡，再按照后牙排列的"三向集中"原则及各牙的正确位置排列上颌后牙。然后按正常的咬合关系先排下颌第一磨牙，上颌磨牙的近中颊尖正对下磨牙的近颊沟，上颌磨牙的近中舌尖咬在下磨牙的中央窝（图4-34）。依次排列第二磨牙、第二双尖牙、第一双尖牙。一侧排好后，采用同样的方法排列对侧后牙（图4-35）。

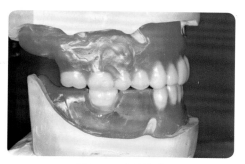

图4-34 后牙排列

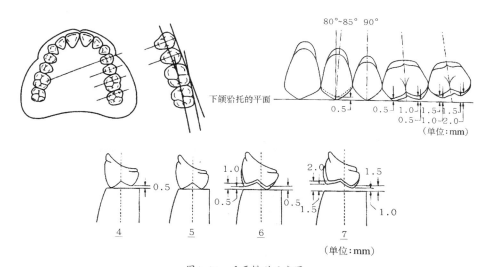

图4-35 后牙排列示意图

注意事项

1．全口义齿排牙的方法有多种，本实验介绍的仅为临床常用的一种方法。

2．前牙排列应避免深覆𬌗、深覆盖，以减小功能运动时施加在前牙牙槽嵴上的侧向力。

3．用蜡刀烫蜡时，蜡刀温度不可过高，以免烫坏人工牙，并避免使蜡到处流动。如果人工牙𬌗面及舌侧有蜡，应及时去除，以防影响咬合和对颌牙的排列。

4．在最后排列下颌第一双尖牙时，若所剩的近远中间隙不足，可适当调磨其邻面；如间隙过大，可在其与尖牙之间留一间隙。

5．应按照全口排牙的原则排列，这样才有利于义齿的固位及稳定。

6．在排列下后牙时，可通过模型后部上、下模型之间的间隙，用雕刀从人工牙舌侧底部向上抬，以达到与上颌牙良好的咬合接触。

1. 人工前牙和后牙选择的基本原则和方法是什么？
2. 何谓"三向集中"原则？

实验七　全口义齿平衡𬌗的调整及蜡型完成

（8学时）

目的要求

1. 掌握平衡𬌗的影响因素和调整方法。
2. 掌握上蜡的技巧及基托光滑面外形的处理。

实验用品

实验六中排好牙的模型及𬌗架、红色及蓝色咬合纸、蜡刀、雕刀、蜡盘、蜡刀架、酒精灯、火柴、酒精喷灯、玻璃板等。

方法和步骤

1. 平衡𬌗的检查及调整。

（1）正中平衡𬌗。用咬合纸检查正中𬌗位的咬合情况，观察所形成的咬合印迹，要求达到最广泛的均匀咬合接触。如有早接触点或无接触点，则分析原因并做相应调整。正中咬合如图4-36所示。

（2）前伸平衡𬌗。放松两侧髁球，推上颌体直向后，模拟下颌前伸，同时要求切导针保持在切导盘斜面上滑动。要求前牙区至少有一点接触，同时两侧后牙区至少各有一点接触，即达到前伸三点平衡𬌗。如不能达前伸平衡𬌗，则需按照全口义齿前伸平衡𬌗的调整

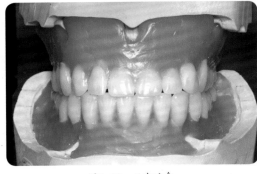

图4-36　正中咬合

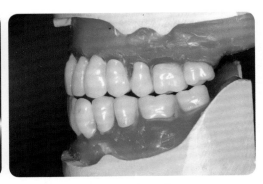

图4-37　前伸咬合

136

原则进行人工牙调排。前伸咬合如图4-37所示。

（3）侧方平衡𬌗。推上颌体向一侧滑动，同时要求切导针保持在切导盘侧斜面上滑动。要求工作侧同名牙尖至少有两点接触，同时非工作侧异名牙尖至少有一点接触，即达到侧方三点平衡𬌗。如不能达到侧方平衡𬌗，则需按照全口义齿侧方平衡𬌗的调整原则进行人工牙调排。侧方咬合如图4-38所示。待完全调好平衡𬌗后，恢复到正中𬌗位，固定髁球。

2. 基托上蜡。

从模型上取下基托对光检查厚度。要求厚度为1.5~2 mm。基托边缘及缓冲区稍厚，其余部分厚度应均匀一致。唇部及颊部基托厚度以试戴时调改后的厚度为准，不要随意增减，以保证面部美观，唇颊及舌侧光滑面基托应呈微凹面。然后用蜡做边缘封闭。

3. 牙龈外形形成。

用小雕刀的刀背去除牙颈部多余的蜡。以便暴露人工牙正常的唇颊面解剖外形，同时确定龈缘的位置和外形。用小雕刀的刀刃与牙面长轴成45°角，雕刻出龈缘的生理外形（图4-39）。用雕刀做出唇颊面牙间隙处龈乳突的解剖外形，沿牙间隙处向龈方延伸修整出适当的凹面，以便显示与天然牙龈相似的牙根突度和长度，即所谓的根形（图4-40）。如需要还可雕刻腭皱的形态。

4. 装盒前准备。

用酒精喷灯吹光蜡基托的光滑面（图4-41），用小雕刀刮去人工牙上的残余蜡，再用酒精纱球擦净，完成上蜡，准备装盒。

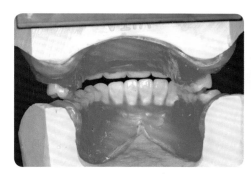

图4-38 侧方咬合

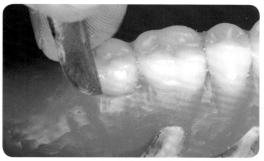

图4-39 颈缘成形

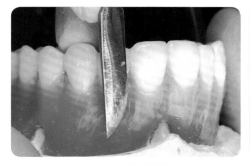

图4-40 根形修整

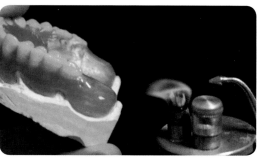

图4-41 吹光

注意事项

1. 在排牙时就应充分考虑髁道斜度、切道斜度、牙尖工作斜面斜度等影响前伸及侧方平衡𬌗的因素。

2. 基托边缘范围以设计的范围及试戴后调整的范围为准，不要随意延长或减短。边缘封闭后尚可用烧热的雕刀或探针插入基托检查基托厚度。

3. 在上蜡过程中，蜡不可以太烫，以防止排好的人工牙变位，破坏调好的咬合。

思考题

1. 何谓平衡𬌗？按咬合接触点的多少如何进行平衡𬌗分类？

2. 试述前伸、侧方咬合不平衡的表现及调整方法。

3. 基托磨光面的基本形态要求是什么？

实验八 全口义齿的装盒

（4学时）

目的要求

掌握反装法的装盒方法。

实验用品

本章第一节实验七中蜡型完成的模型、酒精灯、红色基托蜡片、蜡刀、蜡刀架、雕刀、蜡盘、火柴、型盒、白石膏、橡皮碗、石膏调拌刀、毛笔、肥皂、石膏打磨机等。

方法和步骤

1. 检查全口义齿蜡基托和人工牙，确保蜡基托边缘已完全封闭好，人工牙已固定好，表面已无残留的蜡。

2. 将戴有蜡义齿的模型放置在下层型盒内，检查模型四周与型盒之间有无容纳包埋石膏的空间，若无空间或空间太小，用模型修整机修整模型的周围以确保包埋空间。合拢上层型盒，确认人工牙与上层型盒的上缘至少距离5 mm（图4-42）。

3. 为了使模型与包埋石膏牢固结合，把模型放置在水中约10 min，使其充分吸水。

4. 去除模型表面多余的水分，在下层型盒灌入石膏，慢慢压入模型。蜡型边缘完全暴露。

5．在石膏固化前，修整石膏，使表面光滑，避免倒凹形成。下层装盒完成如图4-43所示。

6．待石膏固化后在整个石膏表面涂布分离剂（如肥皂水等）。

7．合拢上层型盒，检查上、下型盒间是否密合，灌注石膏充满整个上型盒，盖上型盒盖板，去除多余的石膏（图4-44）。将型盒放置在压榨器上加压，直到上、下型盒间无石膏挤出，并保持加压状态至石膏固化。

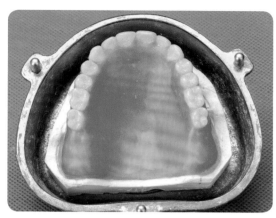

图4-42　检查型盒

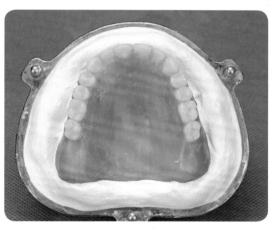

图4-43　下层装盒完成

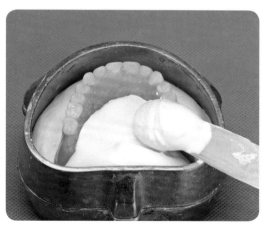

图4-44　上层装盒

注意事项

1．装下层型盒时要消除石膏倒凹，不要形成不利于分离上、下型盒的倒凹。

2．上层型盒灌注石膏时应从上型盒上缘的略高一侧边灌注边振荡，防止形成气泡，特别是牙龈乳头的部位不要混入气泡。

3．装盒时，石膏水粉比例适当，过稀石膏强度降低，过稠易混入气泡。

思考题

装盒的注意事项有哪些？

实验九　去蜡、充胶、热处理

（4学时）

○ 目的要求

1. 掌握全口义齿去蜡的方法。
2. 掌握全口义齿充胶和热处理的方法。

○ 实验用品

本章第一节实验八完成装盒的型盒、型盒夹、雕刀、石膏刀、分离剂、毛笔、调拌杯、调拌刀、热凝塑料及牙托水、玻璃纸、型盒压榨器、热处理机等。

○ 方法和步骤

1. 去蜡。

将型盒置于沸水中数分钟，蜡受热软化，用石膏刀撬开上、下型盒，去除软化的蜡（图4-45），在流动沸水下，冲尽残余的蜡，并用小雕刀修去石膏印模锐利的边缘，冲净石膏残渣。待型盒仍有余温时在上、下型盒的石膏表面涂布分离剂。严禁反复涂抹，以免破坏已经形成的分离剂薄膜。

2. 充胶。

按正确粉液比例调拌适量的基托塑料，在面团期置于上型盒的基托部位，量略大于基

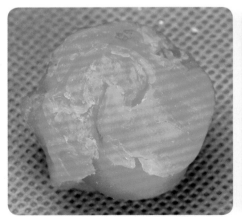
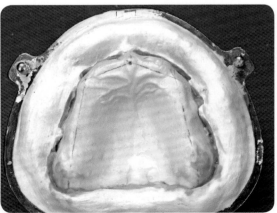

图4-45　去蜡

托的厚度（图4-46）。将湿的玻璃纸置于上、下型盒之间，合拢上、下型盒，放在型盒压榨器上缓缓加压挤出过多的塑胶，打开型盒，揭去玻璃纸，用雕刀修去过多的塑胶。在人工牙的底部滴少许单体溶胀，在基托薄弱部位涂少许单体并增加塑料，将上、下型盒安装好，用压榨器加压并固定。

3. 热处理。

进行水浴加热。水浴加热的一般

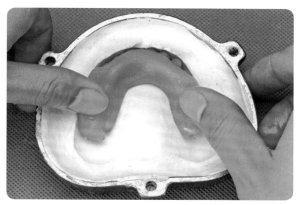

图4-46 充填塑料

程序：从冷水或温水逐渐加热到70℃左右，保持恒温30~60 min，然后加热到100℃，煮沸30 min，自然冷却后开盒。

注意事项

1. 烫盒时间不要太长，否则蜡熔化后渗入石膏导致涂布分离剂困难；时间也不要太短，否则蜡未软化，难以分离型盒，若硬开盒易损坏模型或包埋石膏。冲蜡前，尽量取出软化的蜡。

2. 去蜡后石膏的菲边应修掉，否则充填时可能折断而埋入塑胶中。

3. 分离剂不要涂在人工牙上，否则造成人工牙与基托分离。涂分离剂一般要求在型盒仍有余温时涂布，必要时可多涂一层，否则石膏附于塑胶表面难以去除。

4. 有金属网存在时，应在面团期早期充填塑料，避免塑料过硬充填不全。

5. 完整取出玻璃纸，以免破碎的玻璃纸嵌入基托塑胶内。

6. 加压型盒时，应逐渐增加压力，避免将石膏压碎而导致义齿变形。

7. 加热聚合中严格遵守加热条件，避免升温过快引起树脂内部的气泡或聚合收缩产生的内部应力。

思考题

塑料基托产生气泡的原因是什么？

实验十　全口义齿开盒、打磨、抛光

（4学时）

○ 目的要求

1. 掌握全口义齿开盒的方法。
2. 掌握全口义齿打磨、抛光的方法。

○ 实验用品

本章第一节实验九热处理后的型盒、雕刀、石膏刀、石膏剪、木锤、各型砂石针和打磨头、裂钻、微型打磨机、砂纸卷、布轮、绒轮、绒锥、抛光石英砂、抛光膏、蒸汽清洗机等。

○ 方法和步骤

1. 开盒。

先用石膏刀将上、下型盒撬开，用木锤轻敲型盒的四周和底部，使石膏和型盒分离。然后用石膏剪将全口义齿四周的石膏剪去。注意石膏裂缝不能通过义齿，否则会造成修复体损坏。剩余的少量石膏可用雕刀去除。

2. 粗磨。

用钨钢针或者青果石打磨基托上的菲边（图4-47），修整基托边缘外形和基托厚度，如基托组织面有石膏或凸起的小结，可用小裂钻或球钻去除。

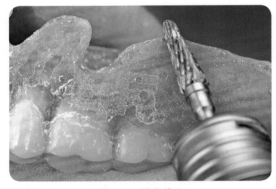

图4-47　修整菲边

3. 细磨。

用细磨头打磨，削除上一步留下的打磨痕迹，用砂纸卷轻磨基托表面，磨平一切打磨纹路。

4. 抛光。

先用湿布轮蘸湿石英砂初抛，然后用黑毛刷蘸抛光粉高度抛光基托的光滑面。龂面及外展隙可用绒轮和绒锥加抛光粉精细抛光。抛光完成如图4-48所示。

5. 清洗。

使用蒸汽清洗机清洗。

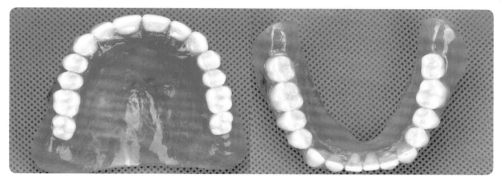

图4-48 抛光完成

注意事项

1. 打磨、抛光时，器械的直径和粒度应遵循从粗到细的原则。
2. 打磨、抛光时，要注意高转速、轻压力。
3. 打磨、抛光时，要避免局部过热，引起义齿变形。
4. 打磨、抛光时，不要伤及成品牙。

思考题

打磨、抛光的基本原则是什么？

实验一　复制耐高温模型及模型处理

（4学时）

○ 目的要求

1. 掌握耐高温模型的复制方法。
2. 熟悉带模铸造的基本原理。
3. 了解耐高温模型与复模材料的组成及理化性质。

○ 实验用品

上颌无牙颌工作模型、模型观测仪、琼脂复模材料、磷酸盐包埋料、型盒、橡皮碗、调拌刀、振荡器、真空调拌机、琼脂复模机等。

○ 方法和步骤

1. 模型处理。

（1）模型观测和设计。在模型观测仪上进行模型观测，并画出支架设计图（图4-49）。

（2）模型缓冲。用有色石膏缓冲模型上影响义齿就位的过大倒凹，缓冲尖锐的骨嵴和上颌硬区。

（3）垫蜡处理。在增力网覆盖范围内均匀地垫0.5～1.0 mm厚的薄蜡片，预留增力网状下塑料的空间，以利于将来缓冲或垫底。在牙槽嵴上铺蜡的区域间隔一定距离切出3~5个直径为2 mm左右的孔，以制作支架上的支撑点。模型缓冲和垫蜡处理如图4-50所示。

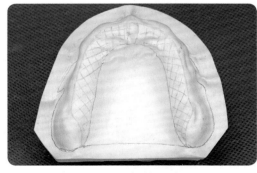
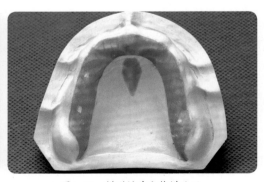

图4-49　石膏模型设计图　　　　图4-50　模型缓冲和垫蜡处理

2. 复制磷酸盐耐火材料模型。

（1）复制琼脂阴模。

1）将工作模型适当磨小，放入温水中浸泡至无气泡冒出为止（5～10 min）。复模前从水中取出工作模型，吸去过多的水分，备用。

2）将琼脂复模材料切碎，放入水浴锅内间接加热熔化，搅拌均匀后，逐渐冷却至50℃～55℃（不超过60℃）时便可复模。

3）在下型盒中心的活动盖板上放一点粘蜡，将工作模固定在中央，盖上上型盒，不加顶盖。将型盒放在振荡器上，将准备好的琼脂复模材料徐徐灌入并稍满溢，加上顶盖（图4-51）。

4）琼脂完全冷却后，取下下型盒。用小刀撬松工作模，使之与琼脂分离，然后用大镊子取出。检查工作模是否清晰、完整，完成阴模翻制。琼脂阴模如图4-52所示。

（2）灌制耐火材料模型。

1）调拌材料。按粉液比在真空调拌机上调拌磷酸盐耐火材料，调拌均匀，用毛笔蘸取耐火材料在琼脂阴模表面均匀涂布一层，开启振荡器，迅速将材料灌满阴模（图4-53）。

2）材料完全固化后，用小刀切开琼脂阴模，剥出耐火模型，修整模型边缘。耐火模型如图4-54所示。

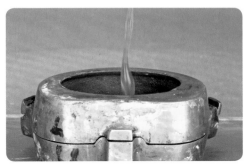

图4-51 灌注琼脂

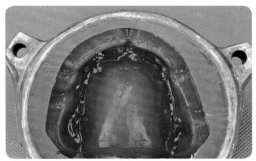

图4-52 琼脂阴模

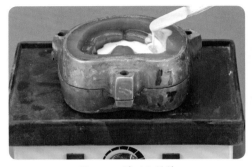

图4-53 灌耐火材料

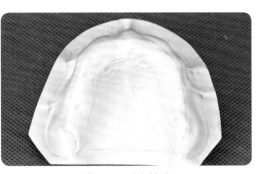

图4-54 耐火模型

3．磷酸盐耐火模型的表面处理。

表面处理的目的是强化表面，以便制作蜡型时不至于损坏模型。

（1）表面强化剂涂布法。将耐火材料模型放入干燥箱内烘烤5 min，取出后立即涂布专用强化剂。

（2）浸蜡法。将烘烤后的模型立即放入煮沸的蜂蜡中，浸蜡15～30 s后取出，晾干，备用（目前已较少使用该方法）。

注意事项

1．琼脂的温度不可过高，否则垫蜡会熔化而导致复模失败。

2．对于反复使用后的琼脂复模材料，在水浴加热前，可在材料中加入少量蒸馏水，以补偿加热过程中的水分蒸发。

3．注入复模材料以及灌注耐火材料时，注意排除材料中的气泡，保证耐火材料模型的质量。

4．复制的耐火模型应完整、准确、清晰。

实验二　整铸支架蜡型制作、包埋

（4学时）

目的要求

1．掌握金属网蜡型的制作方法。

2．掌握金属网蜡型安插铸道的方法。

3．掌握金属网蜡型的包埋方法。

实验用品

耐火材料模型、成品蜡网、花纹蜡、蜡条、铸道蜡、铸道座、酒精灯、大小蜡刀、雕刀、包埋料及调拌液、蜡型清洗剂、小毛笔、大小调拌刀、调拌杯、橡皮碗、酒精灯、蜡刀、硅胶铸圈、玻璃板等。

方法和步骤

1．金属网的范围。

在耐火模型上用铅笔画出金属网的范围。金属网覆盖牙槽嵴顶，但不延伸至唇颊侧，以免影响排牙和美观。在后缘，金属网比基托边缘短2～3 mm。耐火模型设计图如

图4-55所示。

2. 铺设网状蜡。

裁取大小合适的网状蜡，轻轻按压在耐高温模型上，按画好的边缘线范围，修去多余的蜡网（图4-56）。

3. 铺设花纹蜡。

裁取大小合适的花纹蜡，轻轻按压在耐高温模型上，按画好的边缘线范围，修去多余的花纹蜡。

4. 外终止线完成。

使用0.8 mm蜡线条制作外终止线。蜡型完成如图4-57所示。

5. 安插铸道。

采用正插法，主铸道设置在蜡型所在模型的上方，依靠多个分铸道连接蜡型各个部件，主铸道连接浇铸口成形器（图4-58）。

6. 蜡型脱脂。

在蜡型和铸道表面喷一薄层蜡型清洗剂，待其自然干燥。

7. 包埋。

将耐高温模型放入硅胶铸圈的中央，按比例称取磷酸盐包埋材料，真空调拌，在振荡器上灌注铸圈。静置，冷却后脱出铸圈。包埋如图4-59所示。

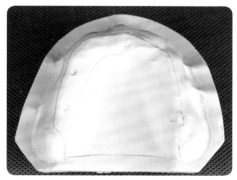

图4-55 耐火模型设计图

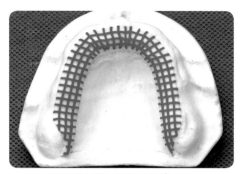

图4-56 铺设网状蜡

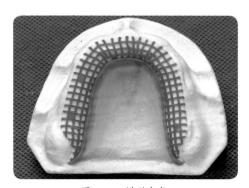

图4-57 蜡型完成

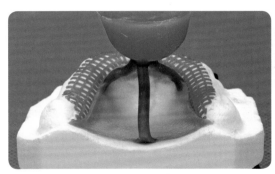

图4-58 安插铸道

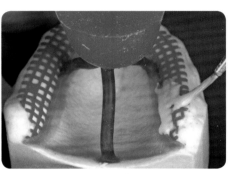

图4-59 包埋

注意事项

1. 成品蜡必须与模型紧密贴合，避免变形。
2. 安插铸道时注意主铸道的高度，避免网状蜡处于铸圈的热中心。

思考题

为什么蜡型不能位于铸圈的热中心？

实验三　焙烧和铸造

（4学时）

目的要求

1. 熟悉带模铸造的焙烧和铸造方法。
2. 了解高频电感应离心铸造机的工作原理和使用方法。

实验用品

本章第二节实验二包埋好的铸圈、钴铬合金、茂福炉、镊子、火钳、高频电感应离心铸造机等。

方法和步骤

1. 铸圈的焙烧。

焙烧的目的主要是脱水干燥，去尽蜡质，形成铸腔，获得温度膨胀，以补偿铸金的收缩。铸金在较高温度下流动性较好，因此必须焙烧铸圈，升高铸圈温度。

（1）用雕刀去除铸道座。

（2）低温烘烤去蜡。将铸圈口向下，放于茂福炉内烘烤，使蜡型熔化流出。缓慢升温到300℃，维持30 min。如果铸道内有金属丝，则用镊子夹出。

（3）焙烧。将铸圈口向上，让残余蜡挥发完全。将铸圈放入茂福炉中，从300℃开始缓慢升温至900℃，维持30 min，准备铸造。

2. 铸造。

（1）开机前准备。检查电源，选择适合的参数等，放好坩埚及钴铬合金块。

（2）熔铸前准备。开机，调整电压，熔解指示灯亮则可进行熔金。

（3）熔金铸造。将焙烧好的铸圈放置在铸造托架上，调整平衡，盖好盖板，开始熔金。从观察窗内看到金属变成镜面，镜面开始破裂的时刻（达到沸点）则为铸造的最佳时机。按动铸造按钮铸造。接着按下停止键，离心机停止转动后，取出铸圈，让其自行冷却（图4-60）。

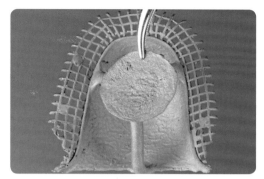

图4-60 铸造完成

注意事项

1. 去蜡和焙烧前，包埋料应完全固化并已干燥。铸圈烘烤去蜡时，升温不可过快，否则容易使包埋料爆裂，蜡型破坏，导致铸造失败。
2. 铸圈应避免重复焙烧。
3. 铸造时应严格按照操作程序操作。
4. 铸道口一定要对准铸造环的几何中心线。

思考题

1. 铸圈焙烧的目的是什么？
2. 熔金铸造的最佳时机是什么时候？

实验四 整铸支架的喷砂、打磨和抛光

（4学时）

目的要求

1. 掌握铸件的打磨技术。
2. 掌握电解抛光的方法。
3. 了解喷砂机及电解抛光的原理。
4. 了解电解液的配方及性质。

实验用品

本章第二节实验三完成的铸件、微型打磨机、高速打磨机、砂片、喷砂机、各类砂石针、砂纸卷、橡皮轮、绒轮、氧化铬抛光膏、电解槽、电解液、蒸汽清洗机等。

○ **方法和步骤**

1．从铸圈中取出铸件，待铸件冷却后，从铸圈中脱出铸件。用小刀去除表面残余的包埋料，使铸件大体清洁。

2．喷砂。目的是去除铸件表面残余的包埋料、氧化层等。喷砂的压力根据铸件的厚度调节。厚度为0.5～1.5 mm时，压力为1.5 bar；厚度为1.5～4 mm时，压力为2.5~3.5 bar。金刚砂的粒度为80～150目。对表面均匀喷砂，去尽氧化物，直至表面呈银灰色。

3．用砂片切除铸道（图4-61）。

4．打磨铸件（图4-62）。先用粗砂轮粗磨外形，然后依次改用大砂石针、小砂石针细磨，再用砂纸卷消除磨痕。内外终止线的形态不能被破坏。

5．电解抛光（图4-63）。将用机械打磨好的铸件置于超声振荡器中清洗5～10 min，取出，吸干水分。预热电解槽中的电解液，至60℃～70℃，将铸件挂在正极（注意不能与槽壁接触）。电解5～10 min。取出铸件，用热水清洗，放入10%的氢氧化钠溶液中清洗5～10 min。取出铸件，用清水冲洗，吸干水分。

6．机械抛光（图4-64）。将电解抛光好的铸件先用橡皮轮磨平，最后用绒轮加氧化铬抛光膏抛光。

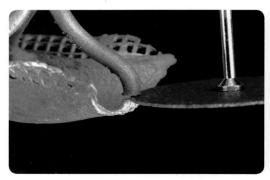

图4-61　切除铸道

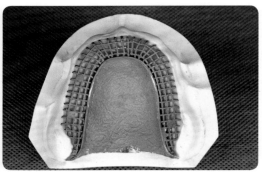

图4-62　打磨铸件

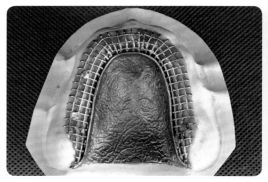

图4-63　电解抛光

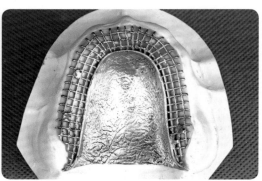

图4-64　机械抛光

7. 铸件清洗。用蒸汽清洗机清洗铸件表面，去除残余的抛光膏。可再次用超声波清洗。

注意事项

1. 打磨环境应光线充足，注意防尘及个人防护。

2. 从铸圈中取出铸件、切割铸道及打磨时，应防止铸件变形。

3. 喷砂和电解不可过度，以防止铸件损坏。

4. 应根据铸件厚度合理选择电流强度和电解时间，否则会导致铸件损坏。

5. 电解抛光仅能消除铸件表面细微的凹凸不平，因此良好的机械磨平是保证电解抛光效果的前提条件。电解抛光后仅能形成润泽的表面，结合机械抛光则可以获得高度光亮的表面。

第三节　舌侧集中𬌗全口义齿的制作

实验一　蜡基托、𬌗堤的制作与上𬌗架

（8学时）

蜡基托、𬌗堤的制作与上𬌗架参见本章第一节实验四、实验五。

实验二　排牙和蜡型

（20学时）

○ 目的要求

1. 掌握舌侧集中𬌗全口义齿人工牙的选择原则。
2. 掌握舌侧集中𬌗全口义齿人工牙排列的原则和方法。

○ 实验用品

上好𬌗架的工作模型及𬌗托、全口人工牙、蜡刀、雕刀、蜡盘、蜡刀架、酒精喷灯、微型打磨机、打磨头、红蓝铅笔、火柴、玻璃板等。

○ 方法和步骤

1. 排牙标志线的描画：同正常𬌗关系的全口义齿。

（1）上颌模型。在上颌模型上描画的排牙标志线有基托范围线、牙槽嵴顶线、后牙牙槽嵴顶线在模型底座上的延长线、腭中线、切牙乳突轮廓线、切牙乳突前8～10 mm与中线的垂线、切牙乳突后1 mm与中线的垂线。

（2）下颌模型。在下颌模型上描画的排牙标志线有基托范围线、牙槽嵴顶线、后牙牙槽嵴顶线在模型底座上的延长线、中线、磨牙后垫轮廓线、磨牙后垫的前缘及1/2高度处在模型边缘的延长线。

2. 人工牙的选择：前牙同本章第一节实验四，后牙选择舌侧集中𬌗专用牙。

3. 人工前牙的排列：同本章第一节实验六。

4．人工后牙的排列。

后牙排列方法同本章第一节实验六，其不同之处在于上颌后牙颈部较中性殆向腭侧倾斜度更大，咬合仅B、C两点接触，A点不接触（图4-65、图4-66），上颌后牙颊尖舌斜面与下颌后牙颊尖颊斜面不接触（图4-67）。

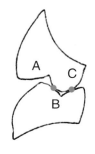

图4-65 后牙咬合示意图

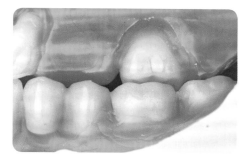

图4-66 后牙咬合颊侧观

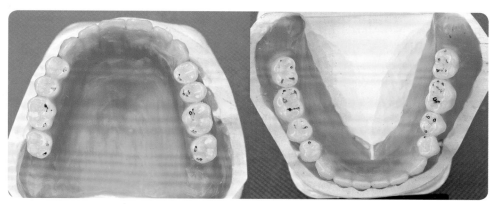

图4-67 后牙𬌗面咬合点

5．基托上蜡：同本章第一节实验七。

6．牙龈外形形成：同本章第一节实验七。

7．用酒精喷灯吹光蜡基托的光滑面，小雕刀轻刮去人工牙上的残余蜡，再用酒精纱球擦净，完成上蜡，准备装盒。

注意事项

1．用蜡刀烫蜡时蜡刀温度不可过高，以免烫坏人工牙，并避免使蜡到处流动。如果人工牙𬌗面及舌侧有蜡，应及时去除以防影响咬合和对颌牙的排列。

2．上颌后牙颈部较中性殆向腭侧倾斜度更大，咬合B、C两点接触，上颌后牙颊尖舌斜面与下颌后牙颊尖颊斜面不接触。

第四节　全口义齿的重衬（示教）

实验一　组织面修整、灌模

（4学时）

○ 目的要求

1. 掌握全口义齿组织面修整的方法。
2. 掌握全口义齿组织面修整后灌模的方法。

○ 实验用品

雕刀、微型打磨机、打磨头、印模材料、凡士林等。

○ 方法和步骤

重衬分直接法重衬和间接法重衬两种，制作室多采用间接法重衬。

间接法重衬适用于义齿基托边缘短，组织面和组织之间不吻合而重衬的面积较大，患者对自凝塑料过敏者。步骤如下：

（1）将义齿刷洗干净。

（2）用桃形石或钨钢磨头将组织面均匀磨去一层（图4-68）。

（3）调拌适当的弹性印模材料放入义齿组织面，放回模型上，放置的印模材料不宜过多、过稠，以免影响义齿垂直距离和正中关系（图4-69）。

（4）印模材料凝固后，去除过多的印模材料，可直接装盒，也可灌注石膏模型后再装盒。

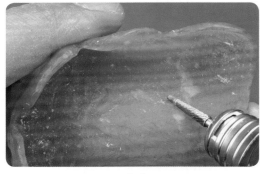

图4-68　打磨组织面

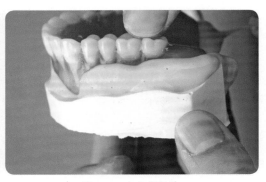

图4-69　加印模材料

注意事项

1. 义齿应清洗干净，否则印模材料及重衬材料容易剥脱。
2. 取模时放置的印模材料不宜过多、过稠，以免影响义齿垂直距离和正中关系。

思考题

义齿重衬有哪几种方法？

实验二　装盒、充胶、热处理（示教）

（4学时）

目的要求

1. 掌握全口义齿重衬时装盒的方法。
2. 掌握全口义齿重衬时充胶、热处理的方法。

实验用品

雕刀、小酒杯、调拌刀、玻璃板、玻璃纸、型盒、热凝塑胶、热凝牙托水、石膏、橡皮碗、凡士林、毛笔、模型修整机等。

方法和步骤

1. 装盒。

（1）修整模型。选择大小合适的型盒，打磨模型成适当的大小和厚度。要求模型置于下层型盒时，蜡型基托的下边缘约与下层型盒的上缘平齐或略低，装上上层型盒后，人工牙𬌗面的最高点至少距上层型盒上缘平面有5 mm的距离。型盒选择如图4-70所示。

（2）装下层型盒。灌制模型后的装盒方法同常规全口义齿的装盒方法（图4-71）。若取模后直接装盒，可将义齿埋入石膏内，让印模材料暴露。

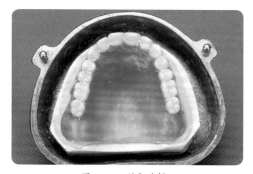

图4-70　型盒选择

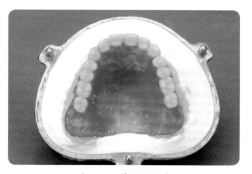

图4-71　装下层型盒

155

（3）装上层型盒。待石膏固化后，用毛笔在石膏表面涂凡士林分离剂（图4-72）。合上上层型盒，调拌石膏，在振荡器上缓缓从型盒一侧倒入石膏直至充满上层型盒的所有部分，盖上型盒盖，加压挤出多余石膏，静置（图4-73）。

（4）去除印模材料。2 h以后，用热水浸泡型盒5~10 min，打开型盒，去除印模材料（图4-74）。

2. 充胶。

充填基托。调拌适量的基托塑料，到丝状后期，面团早期时置于上型盒的基托组织面，量略大于印模材料的厚度（图4-75）。将湿的玻璃纸置于上、下层型盒之间，就位上、下层型盒，放在型盒压榨器上缓缓加压挤出过多的塑料，打开型盒检查，用雕刀修除过多的塑料，如塑料不足则涂少许单体以后添加塑料再行加压，揭去玻璃纸，将上、下层型盒安装好，用压榨器加压并固定。

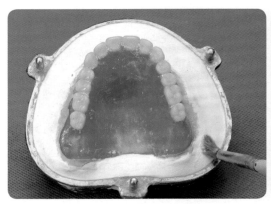

图4-72　涂分离剂

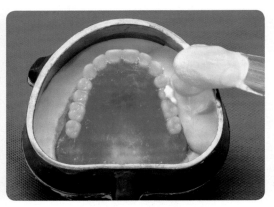

图4-73　装上层型盒

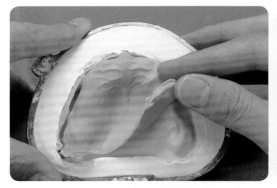

图4-74　去除印模材料

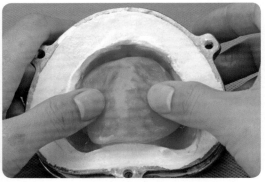

图4-75　充填塑料

3. 热处理。

热处理方法同常规。

注意事项

1. 充填塑料的时机应掌握好。充填前应在旧义齿组织面滴少许单体，便于新旧塑料的结合。

2. 压型盒时，应逐渐增加压力，避免将石膏压碎而导致义齿变形。

思考题

义齿重衬时充填塑料应在什么时候进行？

实验三 打磨

（4学时）

打磨参见本章第一节实验十，全口义齿开盒、打磨、抛光。

第五节 全口义齿的修补

实验一 全口义齿人工牙脱落的修补

（4学时）

目的要求

掌握全口义齿人工牙脱落修补的方法。

实验用品

人工牙、雕刀、微型打磨机、打磨头、红蓝铅笔、小酒杯、调拌刀、自凝牙托粉、自凝牙托水等。

方法和步骤

1. 磨除义齿上残余的人工牙及与人工牙连接处的部分基托（图4-76）。
2. 选择大小、形状、颜色合适的人工牙，或用原有脱落的牙齿，磨除盖嵴部分或做固位型，调改咬合。

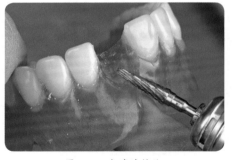

图4-76 打磨连接处

3. 用自凝牙托水溶胀（图4-77）人工牙的盖嵴部分与相应的基托部分，调拌自凝塑料，在丝状后期将人工牙按照与对颌牙的𬌗关系固定在基托上，轻压（图4-78），修出颈缘外形，并糊塑光滑（图4-79）。如果用热凝塑料修补，需先排牙后做蜡型，再进行装盒、充胶、热处理等步骤。

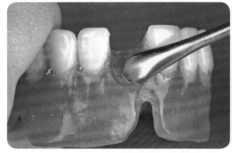

图4-77 单体溶胀

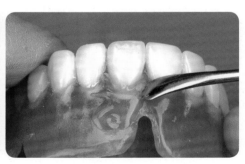

图4-78 固定

4. 待树脂凝固后，打磨（图4-80）、抛光。

5. 义齿修理好后，在患者口中调𬌗。

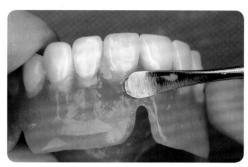
图4-79 塑形

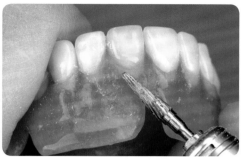
图4-80 打磨

注意事项

在磨除失牙区基托时，应该尽量保存唇侧基托外形，以免修补后的新旧塑料颜色不一致。

思考题

人工牙脱落的原因有哪些?

实验二 全口义齿下颌基托折断的修补

（4学时）

目的要求

掌握全口义齿下颌基托折断的修补方法。

实验用品

蜡刀、雕刀、蜡盘、蜡刀架、酒精灯、微型打磨机、打磨头、火柴、小酒杯、调拌刀、自凝牙托粉、自凝牙托水等。

方法和步骤

1. 先将义齿洗净擦干，用粘胶将断端粘固，或在裂缝已对合的基托上，用几根支持棍横过裂缝，两端用蜡固定。由于下颌义齿折断面较小，应该特别注意对合好裂缝。一般用2或3根支持棍用蜡固定在基托舌侧，使下颌义齿形成一整体。固定如图4-81所示。

2. 在义齿基托组织面涂凡士林，调拌石膏灌注于义齿基托组织面（图4-82）。

3. 去除支持棍，在不损伤石膏模型的前提下，用轮形石将唇腭侧折裂处两端基托的塑料尽量磨除（图4-83）。也可以从模型上取下义齿，磨除基托，但义齿戴回模型时位置应准确。用自凝牙托水溶胀基托断面，调拌自凝塑料，在丝状后期将自凝塑料填塞在基托折断处，轻压，恢复基托外形，并糊塑光滑。自凝塑料修补如图4-84所示。待塑料凝固后，从模型上取下义齿，打磨（图4-85）、抛光。

如果用热凝塑料修补，要先用蜡恢复基托外形，抹光蜡型。用混装法装盒，只暴露出蜡型，其余部分完全包埋于石膏内，按照常规充颌、热处理。

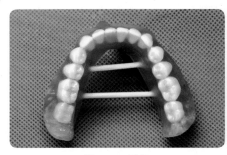 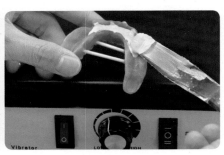

图4-81 固定　　　　　　　　　　　　　　图4-82 灌注

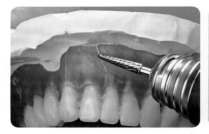 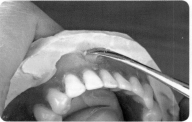 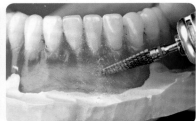

图4-83 打磨断裂处　　　　　图4-84 自凝树脂修补　　　　　图4-85 打磨

4. 全口义齿修补后，应该在口中试戴，检查基托密合度及𬌗关系等。如发现基托不密合，义齿固位不好，应在改好咬合后，在不密合的区域用自凝塑料衬垫。衬垫时应特别注意正中𬌗位的颌关系，不能升高垂直距离，应做好肌肉修整。

注意事项

断端对位要准确，避免造成义齿变形。

思考题

下颌义齿基托折断的原因有哪些？

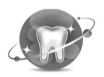

第五章

活动矫治器实验

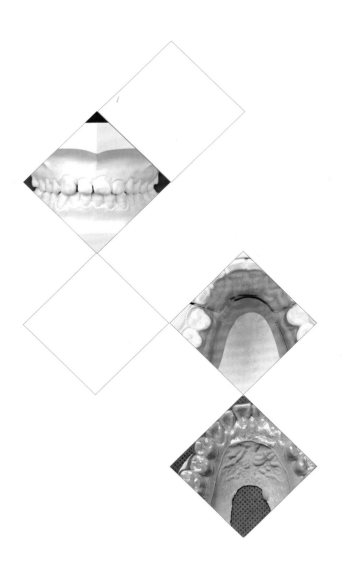

实验一 记存模型的灌注和修整

（4学时）

○ 目的要求

1. 掌握记存模型的灌注方法。
2. 掌握记存模型的修整方法。

○ 实验用品

石膏、橡皮碗、调拌刀、玻璃板、模型修整机、托盘、印模材料等。

○ 方法和步骤

1. 灌注模型。

检查印模，印模必须清晰、光滑、完整、包括牙、牙弓、移行皱褶、腭穹隆、唇系带等部分，不与托盘分离，应将唾液冲洗干净，并吹干印模上牙齿印迹区的水分。记存模型如图5-1所示。

灌注正畸记存模型时需要加宽加厚底座，为底座的修整提供条件。在盛有适量水的橡皮碗中，慢慢加入石膏，石膏与水的比例约为2：1（100 g白石膏加水50~60 ml），用调拌刀搅拌均匀，在振荡器上振动排出空

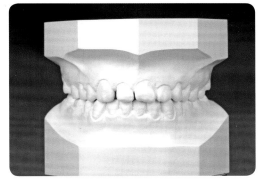

图5-1 记存模型

气。同时，左手持托盘柄，放在振荡器上，边振荡边灌注石膏，在托盘最高的地方少量放入石膏，使其由一处流至全部。注意不要将石膏直接倾注到模型低凹部分，以免空气不能逸出而形成气泡（孤立牙可用细火柴棍插入加强）。待石膏盛满印模后，再将多余石膏堆积在玻璃板上，将印模翻转置于堆积的石膏上，使托盘底与玻璃板平行，不加压，以免印模受压后变形，同时用调拌刀由下向上将四周石膏修平。下颌模型的基座石膏及厚度应一次加够，一般前界应超过切牙前缘5 mm以上，后界也应在最后一颗磨牙后缘5 mm以上，腭顶或口底最薄处厚度不应少于10 mm。静置模型约0.5 h。

待石膏发热凝固后，修整托盘周缘覆盖的石膏，用小刀轻轻撬动托盘边缘，使印模与模型分离，然后一手拿住模型底座，一手握托盘柄，顺牙长轴方向，分离模型。如需再灌制第二副模型，应注意分离模型时不要损伤印模。对一些由于牙轴倾斜导致倒凹太大，估计分离模型时易折断牙冠者，可先取出托盘，再用小刀分段去除印模材料，以保证模型完整。

2. 模型修整。

模型修整通常有模型修整机法和成品橡皮托形成法两种。下面讲述用模型修整机法对模型进行修整。

脱模后，可及时用工作刀修去咬合障碍及遮挡基骨的多余石膏，下颌模型舌侧应修平，并用小刀与模型修整机简单磨去多余部分，使模型整洁、解剖形态清楚，以便制作矫治器。

3. 记存模型的修整。

修整要求甚严，为便于观察、保存，对其解剖结构及美观性的要求较高，多用模型修整机按下述顺序修整。修整一般应在模型干燥后进行。记存模型的修整有模型机修整法和成品橡皮托形成法。

（1）模型机修整法。

1）核对模型。核对患者的咬合关系，制取蜡咬合记录，在左、右上颌第一恒磨牙近中颊尖垂直划线至下颌牙以确定咬合关系。

2）修整上颌模型底面。可用双脚规量取上颌模型尖牙牙尖至基骨（黏膜转折处）的距离，再增加1/3～1/2作为上颌模型𬌗平面至底座的总高度（约35 mm），并注意修磨后应使上颌模型基底面与𬌗平面平行。Ⅲ类模型（安氏分类）应注意上颌前缘和下颌后缘适当多预留，Ⅱ类模型（安氏分类）上颌后缘和下颌前缘适当多预留以备后期上下一起协调。

3）修整上颌模型底座后壁，使其与模型底面及牙弓中线垂直，注意保留上颌结节。

4）修整上颌模型前壁，使之成尖形，其尖对准上颌模型中线。以底壁为标准以25°线为参考推平行线。

5）修整上颌模型侧壁，使其与前磨牙和磨牙的颊尖平行。以底壁为标准，以65°线为参考推平行线，形成的侧壁宽度以5 mm左右为宜。

6）修整上颌模型夹轴壁，以底壁为标准，以115°线为参考推平行线。

7）将上、下颌模型按已核对好的咬合关系对合起来，使下颌模型的底面与上颌模型的底面平行，上、下模型对合后的总高度约等于上颌模型高度的2倍，约为70 mm。

8）以上颌模型为基准，修磨下颌模型的后壁、侧壁及颊轴壁，使之与上颌模型一致。下颌前壁为一弧形，与牙弓前段外形相似。

9）待模型外形修整好后用砂纸细磨，干燥后用饱和的皂液充分浸泡半小时左右，取出冲洗晾干，最后用棉花抛光。

（2）成品橡皮托形成法。

1）选择大小合适的橡皮托，把上、下颌模型放在石膏打磨机上修整，大小以能放进橡皮托为宜，模型的厚度应使上、下颌模型前庭处于与橡皮托同等高度，再将模型放入冷水中浸泡。

2）首先把上颌橡皮托置于垂直板的底部平板上，后壁紧贴垂直板的后壁，使橡皮托的中线与垂直板的中线相一致。

3）调拌适量的石膏倒入上颌橡皮托内，在模型振荡器上振荡，把已浸泡过的上颌模型置于橡皮托内，轻轻加压，使模型𬌗平面与橡皮托底部平行，前庭沟约与橡皮托边缘平齐，前牙中线与橡皮托中线对齐。

4）待石膏初凝时用调刀按橡皮托边缘形态修整模型，削去多余的石膏，用排笔刷平使其光滑，前庭沟及牙龈上附着的石膏应清除，以免影响模型的准确性及美观性。

5）用同法灌制下颌模型，在下颌石膏凝固前，把上颌模型及橡皮托按正中关系与下颌模型对合，调整下颌的位置，使橡皮托中线对齐，且后壁中线对齐，上、下颌橡皮托后壁及两侧壁也要一致。

6）待石膏完全凝固以后，将石膏模型与橡皮托分离。

4．模型记录。

由于在模型的修整过程中咬合关系记录可能不够清晰，应用彩色笔再次画上，记录上、下第一恒磨牙的咬合关系线，然后在上、下模型后壁上标写患者姓名、性别、年龄，以及制取模型的时间和编号。

思考题

1．怎样才能制作出符合正畸学要求的记存模型？
2．记存模型有何用途？

实验二 活动矫治器固位体制作

（4学时）

目的要求

1．观看标本，了解活动矫治器的基本结构及各部分的作用。
2．练习弯制活动矫治器的固位体。

实验用品

上颌工作模、直径0.7 mm或0.8 mm的硬不锈钢丝、梯形钳、日月钳、切断钳、大蜡刀、酒精灯、蜡刀架、红铅笔、小蜡刀、雕刀、火柴等。

方法和步骤

先在模型的组织面涂一层分离剂。

1．邻间钩（图5-2）。

邻间钩常用于临床牙冠较长、触点好的双尖牙或磨牙上，用直径0.7 mm或0.8 mm的硬不锈钢丝弯制。

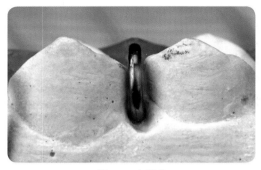

图5-2 邻间钩

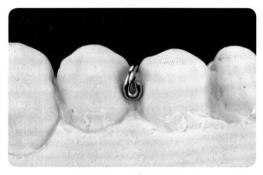

图5-3 改良邻间钩

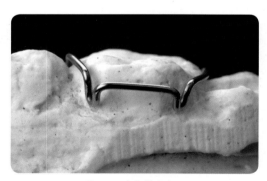

图5-4 改良箭头卡环

弯制前，用小刀修去基牙邻间隙龈乳突顶部石膏0.5 mm。用梯形钳将钢丝一端弯成略小于90°的角，留0.5 mm做固位钩，多余部分用切断钳剪去，用轮形石磨成三角形斜面，尖端磨圆钝，钩背磨光滑。将此固位钩置于已修整好的邻间隙触点下，用红蓝铅笔做记号，再用梯形钳将钢丝沿颊外展隙、殆外展隙弯至舌侧组织面。

2. 改良邻间钩（图5-3）。

弯制前，用小刀修去基牙邻间隙龈乳突顶部石膏0.5 mm。取一段直径0.7 mm的硬不锈钢丝弯制。先用梯形钳将钢丝弯制成略平行的曲，由梯形钳夹闭成长方形或三角形，再用梯形钳夹住曲末端长的钩调整末端进入接触点龈方倒凹与邻面轴角接触。连接体端的钢丝沿颊外展隙、殆外展隙弯至舌侧组织面。

3. 改良箭头卡环（图5-4）。

改良箭头卡环常用于磨牙或双尖牙上，弯制前用小刀修去磨牙或双尖牙近远中邻轴角区石膏0.5 mm。

取一段直径0.7 mm或0.8 mm的硬不锈钢丝捋直，在钢丝中份以基牙颊面近远中轴嵴宽度形成桥体（约为牙冠宽度的2/3），将钢丝两端弯向同侧方向并与桥体呈略小于90°的角，再用梯形钳最窄处形成2~3 mm大小的箭头，并将箭头转向牙冠近远中面邻间隙方向，使其与桥体呈45°角，紧贴于颊面近远

中轴角区，让箭头与牙长轴成45°角。桥体一般应位于牙冠中份，与殆平面平行并离开牙面（桥体上可焊接拉钩、颊面管等附件），将两端钢丝经基牙殆外展隙转向舌侧，形成连接体。

🔍 思考题

试述活动矫治器的组成及其优缺点。

实验三 活动矫治器各类弹簧的制作

（4学时）

○ 目的要求

掌握双曲舌簧、分裂簧的弯制。

○ 实验用品

上颌工作模型，直径0.5 mm、0.9 mm、0.7 mm的硬不锈钢丝，梯形钳，日月钳，切断钳，大蜡刀，酒精灯，蜡刀架，红铅笔，小蜡刀，雕刀，火柴，等等。

○ 方法和步骤

1. 双曲舌簧（图5-5）。

取一段直径0.5 mm或0.6 mm的硬不锈钢丝，用梯形钳弯成第一个曲，使之与错位牙舌侧颈缘外形一致，宽度不超过牙冠近远中径，再弯第二个曲。两个曲要圆钝，不能形成角度（以防加力时容易折断）。用梯形钳夹住此两个曲形成的平面，把钢丝向下弯曲，则形成平面约成90°的连接体。调节平面，使之与牙长轴基本垂直，位于牙舌侧颈部。

2. 分裂簧（图5-6）。

分裂簧用直径0.9 mm的硬不锈钢丝弯制，用于扩大牙弓。取一段钢丝弯成1个近似棱型的曲，棱型的角要圆钝，不能形成尖角（以防加力时在尖角处折断），棱型开口正对腭中缝（或拥挤而需扩大的牙弓段中份）。连接体转弯处正对尖牙和第一双尖牙的触点，然后形成与腭部弧形一致的连接体。分裂簧曲部应离开腭黏膜1 mm。

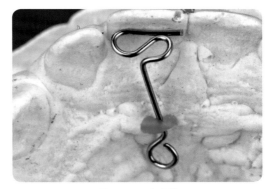

图5-5 双曲舌簧

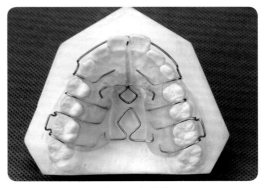

图5-6 分裂簧

 思考题

试述各种类型的弹簧适用于什么情况。

实验四　殆垫式活动矫治器的制作

（4学时）

○ 目的要求

1. 了解殆垫式活动矫治器的基本结构及制作。
2. 掌握殆垫式活动矫治器的制作全过程。

○ 实验用品

藻酸钠分离剂、毛笔、自凝牙托粉、自凝牙托水、调拌刀、玻璃纸、雕刀、小蜡刀、大蜡刀、蜡刀架、酒精灯、火柴、红蜡片、殆架、上颌工作模型、直径0.5 mm及0.7 mm的硬不锈钢丝、梯形钳、日月钳、切断钳、红铅笔等。

○ 方法和步骤

1. 固定弯制好的双曲舌簧。
2. 固定弯制好的固位卡环。
3. 自凝塑胶制作殆垫式矫治器的步骤如下。
（1）涂分离剂。
（2）调拌自凝塑胶。
（3）形成殆垫。殆垫的厚度以解除前牙锁结为度，形态成楔形，殆面形态根据临床设计分为解剖式、半解剖式和平面殆垫。

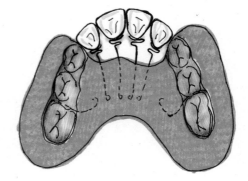

（4）形成矫治器基托。矫治器基托的厚度为1.5~2 mm，形态呈稍宽的马蹄形，如固位差，可将基托延伸至整个腭顶及颊侧黏膜转折处。
（5）打磨、抛光。
殆垫式活动矫治器示意图如图5-7所示。

图5-7　殆垫式活动矫治器示意图

思考题

试述殆面形态不同的殆垫式矫治器分别适用于何种类畸形的矫治。

实验五　肌激动器的制作

（4学时）

○ 目的要求

1．了解肌激动器的基本结构。
2．掌握肌激动器的制作全过程。

○ 实验用品

藻酸钠分离剂、上𬌗架的上颌工作模型、自凝牙托粉、自凝牙托水、调拌刀、玻璃纸、雕刀、小蜡刀、大蜡刀、蜡刀架、酒精灯、火柴、红蜡片、直径0.8 mm及0.9 mm的硬不锈钢丝、长臂钳、日月钳、切断钳、红铅笔等。

○ 方法和步骤

1．诱导丝：用0.9~1.0 mm的硬不锈钢丝弯制，方法同双曲唇弓。
2．基托的制作：肌激动器的基托包括上、下颌及颌间三部分。通常上、下颌分别充胶再连成一体。基托范围：上颌最后一颗磨牙，呈马蹄形，下颌基托止于最后一颗磨牙，𬌗面成牙冠宽度的3/4即可，下前牙加切缘帽。
3．将上、下颌咬合在一起，用玻璃纸抹光舌侧。
4．固化后打磨、抛光。
5．打磨、抛光完成。肌激动器如图5-8所示。

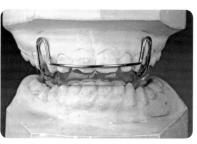
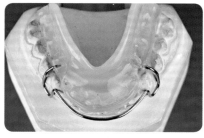
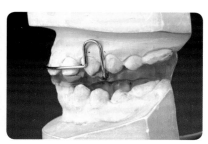

A　正面观　　　　　　　　　　B　𬌗面观　　　　　　　　　　C　侧面观

图5-8　肌激动器

实验六　Frankel I 矫治器的制作（1）

（4学时）

目的要求

1. 观看标本，了解Frankel I 矫治器的基本结构以及各部分的作用。
2. 掌握Frankel I 矫治器的模型设计、铺蜡、舌托的制作。

实验用品

上、下颌工作模型，雕刀，红铅笔，直径0.5~0.6 mm、1.2 mm的硬不锈钢丝，红蜡片，酒精灯，大蜡刀，蜡刀架，骀架，长臂钳，大、小日月钳，切断钳，记号笔，火柴，等等。

方法和步骤

1. 用红铅笔标出两侧颊屏、下唇挡处塑胶部分的形状、位置。
2. 用黑色铅笔标出上颌唇弓丝、尖牙卡、腭弓的位置、形状、连接体走向。
3. 用黑色铅笔画出下颌舌侧丝、下颌支持丝、下颌唇挡连接丝的形态、位置、连接体走向。
4. 模型修整。
（1）上颌模型的修整。用雕刻刀向上颌牙槽黏膜转折方向往下刻3~4 mm，使前庭沟距上颌后牙龈缘10~12 mm，但靠近上颌结节处不要求修整模型。
（2）下颌唇挡区的修整。顺下牙槽最凹处垂直向下延伸3~4 mm，或距下切牙龈缘处12 mm。
5. 上骀架。
6. 铺隔离蜡。上颌后牙及牙槽区铺蜡，牙冠部厚4 mm，逐渐移形至黏膜转折处，厚度减低至2~3 mm。下颌后牙及牙槽区铺蜡，牙冠部厚4 mm，逐渐移形至黏膜转折处，厚度减低至0.5~1 mm。下唇挡区铺蜡1 mm，以去除牙槽倒凹为度，最后检查上、下骀铺蜡基本在同一平面。
7. 弯制下颌舌侧丝，用直径0.8 mm的不锈钢丝，下颌支持丝用直径1.2 mm的不锈钢丝。
8. 完成下颌舌托的充胶、打磨。

思考题

1. Frankel I 矫治器常用于矫治何类错骀畸形？
2. 试述Frankel I 矫治器颊屏、唇挡、下舌托的作用。

实验七 FrankelⅠ矫治器的制作（2）

（4学时）

目的要求

1. 掌握FrankelⅠ矫治器钢丝部件的弯制和固定。
2. 掌握FrankelⅠ矫治器颊屏、唇挡的充胶。
3. 掌握FrankelⅠ矫治器制作的先后顺序和全过程。

实验用品

直径0.8 mm、0.9 mm、1.0 mm、1.2 mm的硬不锈钢丝，自凝牙托粉，牙托液，玻璃纸，调拌刀，调拌杯，酒精灯，大蜡刀，蜡刀架，红蜡，长臂钳，日月钳，切断钳，上、下颌工作模型，记号笔，火柴，等等。

方法和步骤

1. 用直径0.9 mm的硬不锈钢丝弯制上颌唇弓，在两侧由侧切牙远中转向龈方形成半个"U"形或"U"形曲，应离开黏膜2 mm，曲的顶部位于尖牙牙根的中部，以不妨碍尖牙的萌出为原则。

2. 腭弓用直径1.0~1.2 mm的硬不锈钢丝弯制，腭弓丝从第二乳磨牙的槽沟或者第二前磨牙和第一恒磨牙之间分牙处贴紧跨过，进入颊屏区后垂直往上，再转向形成"U"形曲，钢丝于第一恒磨牙颊沟处形成𬌗支托，末端止于中央窝。

3. 尖牙卡：用直径0.8~0.9 mm的硬不锈钢丝弯制，尖牙卡唇面不接触，尖牙卡的卡臂位于乳尖牙或恒尖牙的唇面，须离开牙面约2 mm，卡体由侧切牙的远中越过，绕尖牙的舌侧龈下1~2 mm，再经过尖牙远中的颊屏末端和第一前磨牙或第一乳磨牙之间弯向唇侧，末端向尖牙牙尖。

4. 下唇挡连接丝：用直径0.9 mm的硬不锈钢丝弯制，并将下颌舌托放置于下颌模型。

5. 塑胶部分的制作如下。

（1）颊屏的制作要求：厚度2.5~3 mm，包裹所有的钢丝。

（2）下唇挡的制作：厚度2.5~3 mm，长度12~13 mm，宽度7~8 mm，横截面呈泪滴状，上缘离龈缘4~5 mm，下缘深入前庭沟。

6. 打磨、抛光完成。

FrankelⅠ矫治器如图5-9所示。

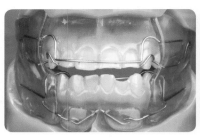 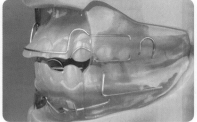 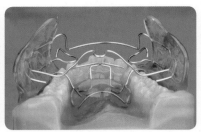

A　正面观　　　　　　　　　B　侧面观　　　　　　　　C　殆面观

图5-9　Frankel I 矫治器

思考题

1. Frankel II 矫治器与 Frankel I 相比做了几项主要的改进，试述改进的理由。
2. 制作 Frankel II 矫治器的下唇挡之前是否需要铺蜡，为什么？

实验八　Hawley保持器和压膜保持器的制作

（4学时）

目的要求

1. 了解保持器的作用。
2. 掌握Hawley保持器和压膜保持器的制作方法。

实验用品

上颌工作模，直径0.8 mm、0.9 mm的硬不锈钢丝，毛笔，藻酸盐分离剂，雕刀，酒精灯，大蜡刀，蜡刀架，红蜡片，自凝牙托粉，自凝牙托水，调拌刀，记号笔，压膜器等。

方法和步骤

1. Hawley保持器。
（1）模型修整。
（2）涂分离剂：将石膏模型上欲制作基托的部位涂上分离剂。
（3）功能附件制作：用直径0.8 mm的不锈钢丝弯制双曲唇弓，由唇弓的水平部分、两个垂直弯曲及连接体组成。
（4）固位装置制作：用直径0.8~0.9 mm的硬不锈钢丝弯制单臂卡环。

（5）保持器的形成：用蜡固定双曲唇弓、单臂卡环于模型上，连接体离开组织面0.5 mm。调拌自凝树脂于丝状后期涂塑。

（6）打磨、抛光：待自凝树脂完全凝固后取下保持器，打磨、抛光，完成保持器的制作（图5-10A、图5-10B、图5-10C）。

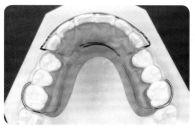
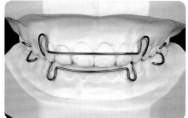
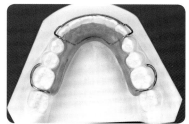

A　上颌𬌗面观　　　　　　　　B　正面观　　　　　　　　C　下颌𬌗面观

图5-10　保持器

2. 压膜保持器。

（1）模型修整。将上、下颌模型修整成马蹄形，放在压膜机上就位。

（2）压膜。塑料片加热后均匀变软，平滑后迅速将其压于模型上，使其与模型完全贴合。冷却后减压放气，从模型上取下压模完成的保持器。

（3）打磨、抛光。用剪刀修整保持器的边缘，唇颊侧保留到齐龈位置，舌腭侧置于龈上2~3 mm，最后将边缘打磨、抛光。压膜保持器如图5-11所示。

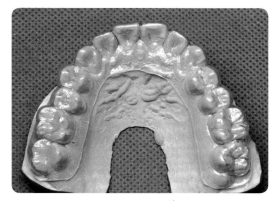

图5-11　压膜保持器

思考题

1. 正畸治疗完成后为什么要戴保持器？
2. 试比较Hawley保持器和压膜保持器的优缺点。

参考文献

[1] 赵铱民. 口腔修复学[M]. 6版. 北京：人民卫生出版社，2008.

[2] 赵信义. 口腔材料学[M]. 5版. 北京：人民卫生出版社，2012.

[3] 于海洋. 口腔修复工艺学[M]. 北京：人民卫生出版社，2006.

[4] 于海洋. 口腔修复工[M]. 北京：人民军医出版社，2007.

[5] 于海洋. 现代牙科技师手册[M]. 北京：科学技术文献出版社，2007.

[6] 于海洋. 口腔固定修复工艺学[M]. 2版.北京：人民卫生出版社，2014.

[7] 于海洋. 口腔活动修复工艺学[M]. 北京：人民卫生出版社，2014.

[8] 于海洋. 美学修复的临床设计与路径[M]. 北京：人民卫生出版社，2014.

[9]于海洋. 口腔微距摄影速成[M]. 北京：人民卫生出版社，2014.

[10] 易新竹. 𬌗学[M]. 3版. 北京：人民卫生出版社，2012.

[11] 张震康，樊明文，傅民魁. 现代口腔医学[M]. 北京：科学出版社，2003.

[12] 赵云凤. 口腔修复技术与工艺学[M]. 成都：四川大学出版社，2001.

[13] 徐君伍. 口腔修复学[M]. 北京：人民卫生出版社，2001.

[14] 吴晶轮. 口腔修复实用技术[M]. 济南：山东科学技术出版社，1999.

[15] 傅民魁. 口腔正畸学[M]. 6版. 北京：人民卫生出版社，2012.

[16] 徐军. 总义齿的𬌗接触——五种不同𬌗型的设计要点[M]. 北京：人民卫生出版社，2008.

[17] Massironi D，Pascetta R，Romeo G.口腔精密美学修复：临床与工艺制作[M]. 刘荣森，曹均凯，译. 北京：人民军医出版社，2011.

[18] 权田悦通，杉上圭三. 全口义齿[M]. 赵军，张宁宁，译. 上海：上海教育出版社，2002.

[19] 奥野善彦，大番敏行. 可摘局部义齿学[M]. 赵军，张宁宁，钟伟，译. 上海：上海教育出版社，2002.

[20] 横塚繁雄. 固定修复学[M]. 赵军，张宁宁，钟伟，译. 上海：上海教育出版社，2003.

[21] 阿部二郎，小久保京子，佐藤幸司. 下颌吸附性义齿和BPS临床指南[M]. 骆小平，译.北京：人民军医出版社，2014.

[22] Caesar H H. 牙科技术工艺学[M]. 林文元,译. 北京：北京大学医学出版社，2005.

[23] Pascetta R，Dainese D. 口腔修复工艺图谱[M]. 罗云，王敏，黄敏，译. 北京：人民军医出版社，2015.